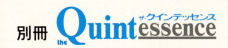
別冊 the Quintessence　TMD YEARBOOK 2019/2020

患者さんへの説明に
そのまま使える！

顎関節症の三大症状，

アゴが痛い！　　口が開かない！　　アゴから音がする！

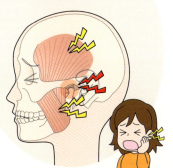
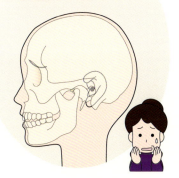
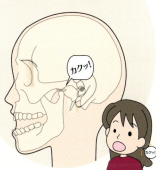

その検査・診断・治療をやさしく教えます

クインテッセンス出版株式会社　2019
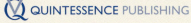
Berlin, Barcelona, Chicago, Istanbul, London, Milan, Moscow, New Delhi, Paris, Prague,
Seoul, Singapore, Tokyo, Warsaw

別冊 the Quintessence TMD YEARBOOK 2019/2020

編集委員・執筆者一覧（50音順・敬称略）

編集委員長

古谷野 潔　九州大学大学院歯学研究院咀嚼機能再建学分野

編集委員

小見山 道　日本大学松戸歯学部顎口腔機能治療学講座
馬場一美　昭和大学歯科補綴学講座
矢谷博文　大阪大学大学院歯学研究科顎口腔機能再建学講座クラウンブリッジ補綴学分野
和嶋浩一　慶應義塾大学医学部歯科口腔外科学教室／元赤坂吉見歯科クリニック（東京都）

執筆者

飯田 崇　日本大学松戸歯学部顎口腔機能治療学分野
小見山 道　日本大学松戸歯学部顎口腔機能治療学分野
古谷野 潔　九州大学大学院歯学研究院咀嚼機能再建学分野
西山 暁　東京医科歯科大学口腔顔面痛制御学分野
馬場一美　昭和大学歯科補綴学講座
矢谷博文　大阪大学大学院歯学研究科顎口腔機能再建学講座クラウンブリッジ補綴学分野
和嶋浩一　慶應義塾大学医学部歯科口腔外科学教室／元赤坂吉見歯科クリニック（東京都）

プロローグ

本書の企画意図

「アゴが痛い」、「口が開かない」、「アゴから音がする」。これらは、アゴに問題を感じて歯科医院を訪れた患者さんからもっとも多く聞かれる主訴であり、専門家の間で"顎関節症の三大症状"といわれているものです（図A）。

本書は、歯科医師および歯科衛生士をはじめとしたコ・デンタルスタッフの読者の皆さんに、顎関節症の基本的な知識と、前述の3つの症状に対する適切な対応・治療法を提供することを意図して企画されました。

各章の執筆にあたっては、現在、顎関節症が症状の自然寛解が期待できる疾患（self-limited disease）といわれており、患者さん自身にも顎関節症の病態や治療について十分に理解してもらうことが非常に重要になることから、患者さんへどのように説明すべきかに重きをおいています。

アゴの問題を抱えた患者さんが訴える症状は以下の3つ！

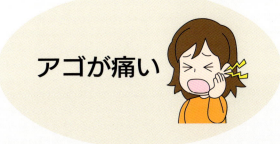

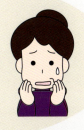
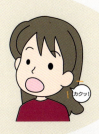

図A

顎関節症の病態はこの4つ！　覚えておこう！　顎関節症の病態分類

病態1	咀嚼筋痛障害（Ⅰ型）	病態2	顎関節痛障害（Ⅱ型）
病態3	顎関節円板障害（Ⅲ型） 　a. 復位性 　b. 非復位性	病態4	変形性顎関節症（Ⅳ型）

図B

顎関節症は1つの病態でも，複数の病態が重複しても生じる！

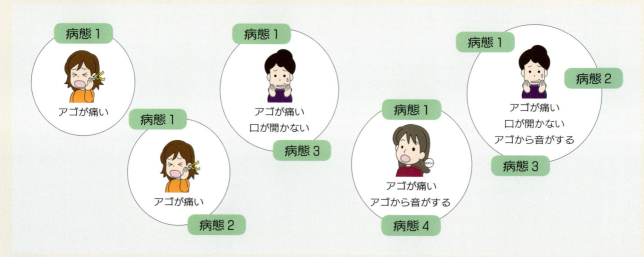

図C

本書の概要

　顎関節症を有する患者さんに対応するには，まずアゴの仕組みや働きなど，基本的な解剖学的知識を得ておくことが欠かせません．そこで本書ではまず，**1章**（13ページ～）において，これらを解説していきます．

　そのうえで**2章**（21ページ～）では，顎関節症の病態および顎関節症の病態の種類を，一般社団法人日本顎関節学会による顎関節症の病態分類をもとにそれぞれ解説していきます．**図B**に挙げる4つが，その病態を分類したものです．ここで重要なのが，顎関節症の症状は1つの病態に起因して発症することもあれば，複数の病態が重複して発症することもあるということです．そのため，症状も重複して生じうることになります（**図C**）．たとえば「アゴが痛い」という患者さんがいれば，その痛みは咀嚼筋痛障害（Ⅰ型）のみで生じている場合もあれば，顎関節痛障害（Ⅱ型）のみで生じている場合もあり，さらにはその両方で生じている場合もあります．また，咀嚼筋痛障害（Ⅰ型），顎関節痛障害（Ⅱ型），顎関節円板障害（Ⅱ型）の3つの病態を重複してもち「アゴが痛い」「口が開かない」「アゴから音がする」という症状を同時に訴えていることもあります．

顎関節症の三大症状は病態分類のどれに当てはまる？

顎関節症の病態			アゴが痛い ☞3章 その1 (34ページ〜) で詳説	口が開かない ☞3章 その2 (62ページ〜) で詳説	アゴから音がする ☞3章 その3 (88ページ〜) で詳説
病態1	咀嚼筋痛障害（Ⅰ型）		🟠	🟣	
病態2	顎関節痛障害（Ⅱ型）		🟠	🟣	
病態3	顎関節円板障害（Ⅲ型）	a. 復位性	🟠	🟣	🔴
		b. 非復位性	🟠	🟣	
病態4	変形性顎関節症（Ⅳ型）				🔴

図D

　3章(33ページ〜)は，顎関節症の三大症状それぞれについて，問診・検査をどのように行ったらよいのか，そしてその患者さんの主訴が顎関節症の病態分類のどれなのか（診断），さらにその治療法や治療後の対応が解説されています．**図D**は，顎関節症の三大症状が，顎関節症の病態分類のどれに起因して発症している可能性があるのかを示すものです．本書を読んでいて，病態の種類がわからなくなったときは，**図D**を再度見返されることをお勧めします．

　また，前述のとおり，顎関節症は複数の病態が重複して発症することもある障害ですが，3章は顎関節症という疾患の基本的な知識を提供するという本書の趣旨により，1つの病態に起因していることを前提として，それぞれ解説されています．しかし，これらそれぞれの知識を得ることで，病態が重複する顎関節症への対応も難しいものではないと思います．さらに，3章では同じ病態に対して執筆者間で治療方針等に多少の違いもありますが，これに関しては読者の皆さんが取り入れやすい治療を選択していただければと思います．

　4章は，顎関節症の治療の第一選択肢が患者さんが主体となって行うセルフケアになることから，その実際が詳しく解説されています．

　この『TMD YEARBOOK2019/2020』を，明日からの臨床にぜひともお役立てください．

2019年8月
編集委員を代表して　古谷野　潔

目次

TMD YEARBOOK 2019/2020

5
プロローグ

13
1章 顎関節の仕組みと働きを知り，患者さんに説明しよう！

執筆：矢谷博文／古谷野 潔

本章の概要：顎関節症が疑われる患者さんが歯科医院を訪れた際の問診，検査，診断や治療など，そのすべてにおいて最初に知っておかなければならないのが，アゴの仕組みと働き，すなわち顎関節およびその周囲組織の解剖学および機能・生理学です．
　本章では，これらについて解説するとともに，口の動きと顎関節の動きがどのように結びつくのかについて，理解を深めましょう．

1．顎（アゴ）の成り立ち　14
2．アゴの関節（顎関節）の解剖　15
3．口を開けたり閉じたりするときの顎関節の動き　18
4．口は開閉するだけでなく，前後左右にも動く　20

21
2章 顎関節の病態を知り，患者さんに説明しよう！

執筆：矢谷博文／古谷野 潔

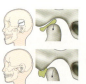

本章の概要：顎関節症が疑われる患者さんが歯科医院を訪れた際は，1章で述べたアゴの仕組みや働きを踏まえて，顎関節症の病態に対する知識もその対応を行ううえで欠かせないものとなります．
　そこで本章では，顎関節症の症状や原因，また大きく4つに分けられるその病態の基本を解説していきます．

1．顎関節症とはどんな病気？　22
2．顎関節症の原因は何か？　23
3．顎関節症の分類　24

TMD YEARBOOK 2019/2020

目次

33

3章 患者さんの訴えの種類に応じた問診・説明をしよう！

> **本章の概要**：「アゴが痛い」，「口が開かない」，「アゴから音がする」……．これらは，顎関節症の患者さんが歯科医院を訪れた際に訴える三大主訴です．いずれの主訴（症状）に対しても，歯科医師は問診・検査を行い，その結果からプロローグ（6ページ）に挙げた医学的な診断名を下したうえで，各病態に応じた治療を行う必要があります．問診や検査は，これらの患者さんの主訴（症状）によって"あたり"をつけて，症状別に行うことが勧められます．
> そこで本章では，顎関節症の三大主訴のそれぞれの問診・検査法とそれによる診断の下し方，さらにその治療や治療後の対応を解説していきます．

患者さんの訴え その1「アゴが痛い」 34

執筆：和嶋浩一

1. 患者さんに何を聞く？（問診） 34
2. 患者さんに何をするのかを説明しよう！（検査・検査法） 38
   - **LEARN MORE** 顎関節痛の検査をより正確に行える顎関節痛誘発試験 40
   - **LEARN MORE** 筋圧痛の検査がより正確に行える関連痛誘発法 43
   - **LEARN MORE** 顎関節症の詳しい検査について 49
3. この症状でこの病態が起こった理由を説明しよう（診断・確定） 50
   - **LEARN MORE** 顎関節症の患者さん，顎関節痛と咀嚼筋痛どちらが多い？ 55
4. 治療法とその進め方を説明しよう（治療・確認） 56

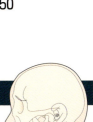

患者さんの訴え その2「口が開かない」 62

執筆：西山　暁／馬場一美

1. 患者さんに何を聞く？（問診） 62
   - **LEARN MORE** 顎関節症患者のQOLを調べる質問票 66
2. 患者さんに何をするのかを説明しよう！（検査・検査法） 68
3. この症状でこの病態が起こった理由を説明しよう（診断・確定） 74
   - **LEARN MORE** 痛みがないのに口を開けられない場合の疾患 76
4. 治療法とその進め方を説明しよう（治療・確認） 77
   - **LEARN MORE** 開口訓練における閉口筋ストレッチについて 84

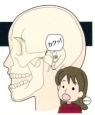

患者さんの訴え その3「アゴから音がする」 88

執筆：飯田　崇／小見山　道

1. 患者さんに何を聞く？（問診） 88
   - **LEARN MORE** 顎関節円板障害や変形性顎関節症の治療の流れ 89

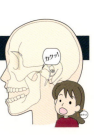

目次

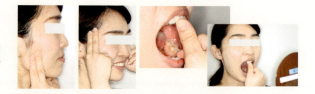

3章つづき
2. 患者さんに何をするのかを説明しよう！（検査・検査法）　93
3. この症状でこの病態が起こった理由を説明しよう（診断・確定）　97
4. 治療法とその進め方を説明しよう（治療・確認）　100

103

4章　セルフケアの仕方を患者さんに説明しよう！

執筆：飯田　崇／小見山　道

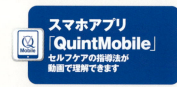

本章の概要：顎関節症に対する治療の第一選択は，患者さん自らで行っていただくセルフケアです．そのため，術者はもちろん，患者さんにもセルフケアの必要性や有効性を十分に理解してもらい，かつ，これを正しく行っていただけるように指導する必要があります．顎関節症に対する治療としてのセルフケアには，大きく分けて行動改善療法と理学療法の2つに分けられます．本章では，それぞれについて詳しく解説していきます．

1. セルフケアの目的　104
2. 行動改善療法　105
3. 理学療法　109

スマホアプリ「QuintMobile」
セルフケアの指導法が動画で理解できます

知っておきたい用語解説

① VAS　37
② マニピュレーション　41
③ DC/TMD　43
④ 筋・筋膜痛　53
⑤ エネルギー危機　54
⑥ QOL（生活の質）　66
⑦ エンドフィール：ソフトエンドフィール／ハードエンドフィール　68
⑧ 開口路／偏位／滑走（運動）　70
⑨ TCH　75
⑩ 筋紡錘　85
⑪ 退行性病変　99
⑫ アドヒアランス　104
⑬ ブラキシズム　107
⑭ 心理社会的因子　108

「QuintMobile」(3.0.1)
誌面で紹介している症例やテクニック等の動画閲覧サービスのご案内

1 アプリをダウンロード
iPhone をご利用の方は，App Store にて「QuintMobile」(無料)を検索し，インストール．
Android をご利用の方は，Google Play にて「QuintMobile」(無料)を検索し，インストール．

●iPadでご利用の際の注意点
本サービスは，iPad ほかタブレット端末でもご使用になれますが，iPadでご利用の際はアプリ検索時の設定を「iPhoneのみ」としてください．

2 メニューから該当誌を選ぶ
アプリを起動すると，メニュー画面が起動します．見たい動画の掲載誌を選択します．

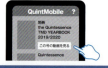

3 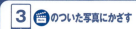のついた写真にかざす
カメラ画面が起動しますので，これを「QuintMobile」マークのついたページにかざすと動画が起動します（再生開始まで，数秒かかります）．

※動画閲覧方法の詳細は小社HP内「QuintMobileの使い方」をご覧ください．https://www.quint-j.co.jp/web/AR_DL/verup.php
「QuintMobile」は無料ですが，動画再生にデータ通信料が発生します．パケット定額サービスでのご利用を推奨します．
なお，本書掲載の動画閲覧サービスの提供は，本書の販売終了等により予告なく終了する場合がございますので，あらかじめご了承ください．

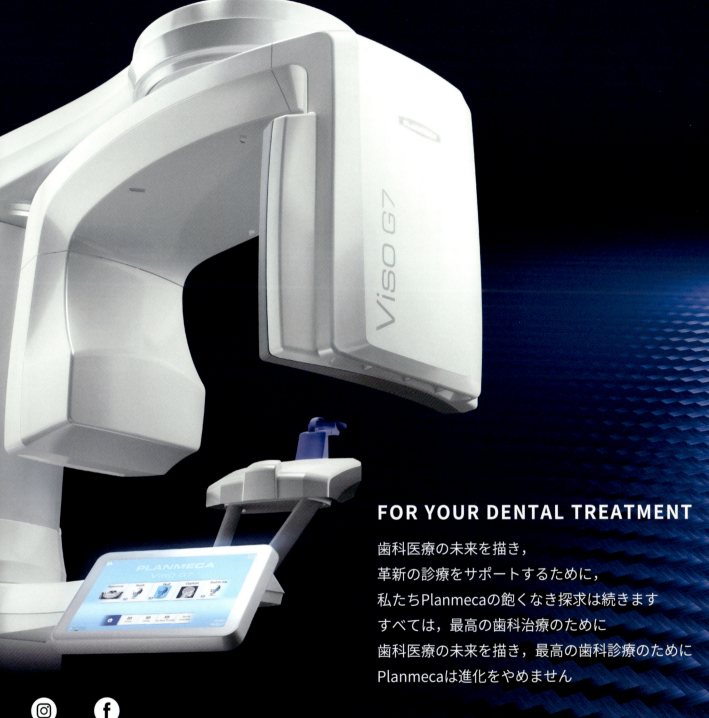

プランメカ Viso™

歯科医療の未来を描き，より良い歯科医療のために
進化を続けるPlanmecaが作り上げた次世代CBCT

FOR YOUR DENTAL TREATMENT

歯科医療の未来を描き，
革新の診療をサポートするために，
私たちPlanmecaの飽くなき探求は続きます
すべては，最高の歯科治療のために
歯科医療の未来を描き，最高の歯科診療のために
Planmecaは進化をやめません

詳細はPlanmeca Japan 株式会社の
正規販売代理店へお問い合わせください
www.planmeca.com

PLANMECA
Japan

アーム型X線CT診断装置プランメカViso
認証番号: 301ADBZI00006000
Planmeca Japan 株式会社
東京都中央区日本橋室町二丁目3番1号室町古河三井ビルディング16階
Tel.03-6665-0095　Fax.03-6665-0096
高度管理医療機器等販売業・貸与業許可証:第5502195098号

SUNSTAR　BUTLER

手動式皮膚痛覚計　一般医療機器
バトラー パルピーター
Palpeter®

使用方法、使用上の注意などについては添付文書をご参照ください。

簡単に正確に！
患者の顎の痛みに関する感受性
（一定の押圧による刺激）を測定
するための手動式皮膚痛覚計

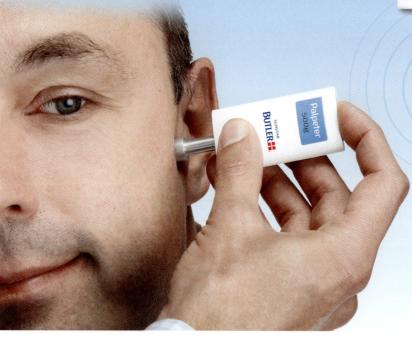

一 般 的 名 称	手動式皮膚痛覚計
販 売 名	バトラーパルピーター
届 出 番 号	27B1X00134000002
販 売 単 位	1セット：荷重500g（1個）、荷重1,000g（1個）※交換用スポンジ10個入
歯科医院様希望価格	1セット 15,000円（税抜）

商品についてのご質問・ご不明な点は、下記へお問い合わせください。

サンスター株式会社

〒569-1195　大阪府高槻市朝日町3番1号
TEL：072-682-4733
FAX：072-684-5669

©登録商標　BUTLER‖. Palpeter® は登録商標です。　2019年8月作成。

1章

顎関節の仕組みと働きを知り，患者さんに説明しよう！

執筆：矢谷博文／古谷野　潔[*]
大阪大学大学院歯学研究科顎口腔機能再建学講座クラウンブリッジ補綴学分野
[*]九州大学大学院歯学研究院咀嚼機能再建学分野

　顎関節症が疑われる患者さんが歯科医院を訪れた際の問診，検査，診断や治療など，そのすべてにおいて最初に知っておかなければならないのが，アゴの仕組みと働き，すなわち顎関節およびその周囲組織の解剖学および機能・生理学です．

　本章では，これらについて解説するとともに，口の動きと顎関節の動きがどのように結びつくのかについて，理解を深めましょう．

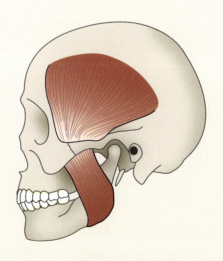
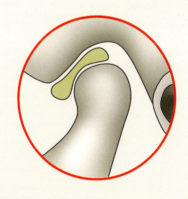

1. 顎（アゴ）の成り立ち

　口は実にさまざまな機能をもっています．なかでも食物を摂取し，咀嚼し，味わい，嚥下するという機能は，生命を維持し，身体の発育を達成するために欠くことのできない重要な機能です．

　また，われわれは口で会話し，歌い，あくびをし，くしゃみや咳をします．口が正常に機能することなくして，私たちは健康な生活を望むことはできません．

　これらの機能は，その構成要素である噛む筋肉（咀嚼筋），アゴの関節（顎関節），咬み合わせ（歯・歯列）が健全であって，はじめて正常に営まれます．口が正常に機能するためには，この三者が協調して働く必要があります．

　私たちが口を機能させているとき，咀嚼筋，顎関節，歯の3つから刻々と感覚情報が脳に送られています（機能的咬合系〔functional occlusion system〕）．脳は瞬時にそれらの情報を統合して咀嚼筋に指令を出し，アゴが自然に動いて口が機能するのです（**図1**）．

機能的咬合系（functional occlusion system）の成り立ち

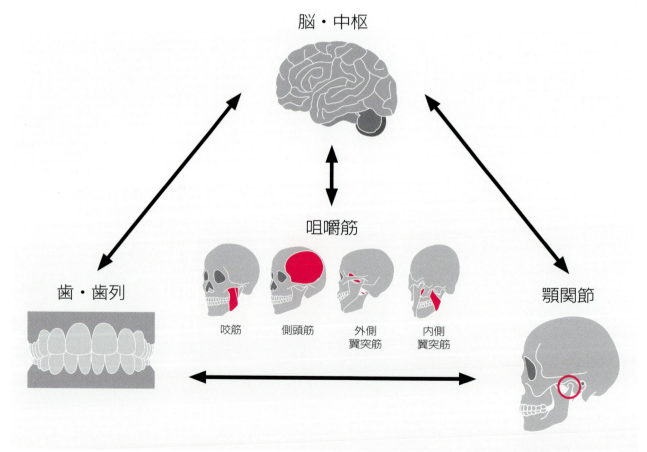

図1　機能的咬合系の成り立ち．口を機能させているとき，咀嚼筋，顎関節，歯の3つから刻々と感覚情報が脳に送られ，脳は瞬時にそれらの情報を統合して咀嚼筋に指令を出し，アゴが自然に動いて口が機能する．

2．アゴの関節（顎関節）の解剖

下アゴの運動は，アゴの関節（顎関節）を基点として行われるので，顎関節の解剖を理解しておくことは咬み合わせに対する理解を深めるためにとても重要です．顎関節は，耳の穴（外耳道）のすぐ前にあります．この関節は，下アゴの骨（下顎骨）のいちばん後ろの上方につき出た，アゴの付け根の部分である**下顎頭**が，頭の骨（**頭蓋骨**）の下面のくぼんだ所（**下顎窩**）にはまり込んでできている関節です．

2-1）下顎頭

下顎頭は1つの下顎骨の左右にあり，それぞれ左右の下顎窩に入っています．顔の横から正常な顎関節を見たところの解剖図を**図2a**に示します．顎関節に異常がなければ，**図2b**からも明らかなように，下顎頭，関節円板および下顎窩とも，その表面は非常に滑らかであることがおわかりいただけると思います．

下顎頭は，前後の幅が約1cm，左右の幅が約2cmで，ちょうど握りこぶしのような形をしており，その表面は線維性の軟骨で覆われています．また，下顎窩の前方には**関節隆起**という出っ張りがあります．下顎窩や関節隆起の表面も下顎頭と同様に線維性の軟骨で覆われています．

☞ 巻末のイラストカードで患者さんに説明しよう！

下顎頭と関節円板①

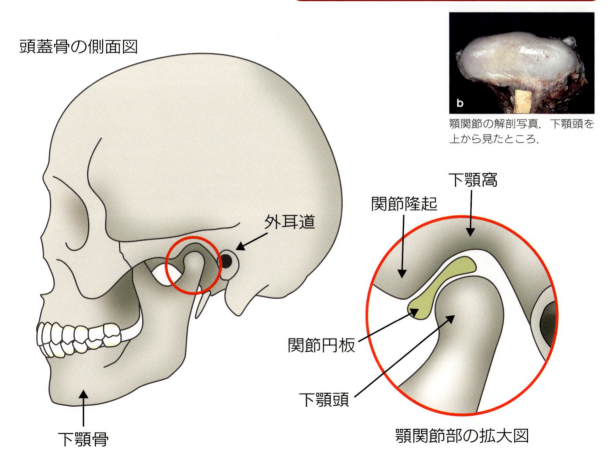

図2a,b　顔の横からみた正常な顎関節（**a**）と下顎頭の解剖写真（**b**）．

2-2) 関節円板

顎関節の下顎頭と下顎窩との間には，**関節円板**があります．関節円板は，その上面も下面も凹んでいるので前と後ろが厚く，中央は薄くなっており，全体としては競馬の騎手がかぶるジョッキーキャップに似ているといわれています（**図3**）．ちょうど下顎頭が関節円板という帽子をかぶったようになっています．

関節円板は軟骨ではなく，コラーゲン線維がぎっしりとつまった組織で，細胞の数が少なく，神経や血管はみられません．関節円板は下顎頭の外側と内側に強くくっついていますが，前後はくっついてはおらず，下顎頭と関節円板の前方には外側翼突筋という筋肉が付着しており，この筋肉が収縮すると下顎窩にはまり込んでいた下顎頭と関節円板が一緒に関節隆起上を滑り降りてきて口が開きます．

口を閉じると，下顎頭と関節円板は再び一緒に下顎窩内の元の位置に戻ります．関節円板はつねに下顎頭と一緒に動いて関節運動を滑らかにするとともに，咀嚼をしている時などに顎関節部にかかる負担を和らげるクッションの役目を果たしています．関節円板の後方は，血管や神経の豊富な疎性結合組織である円板後部組織に移行しており，滑らかな下顎頭運動を補助しています．

下顎頭と関節円板②

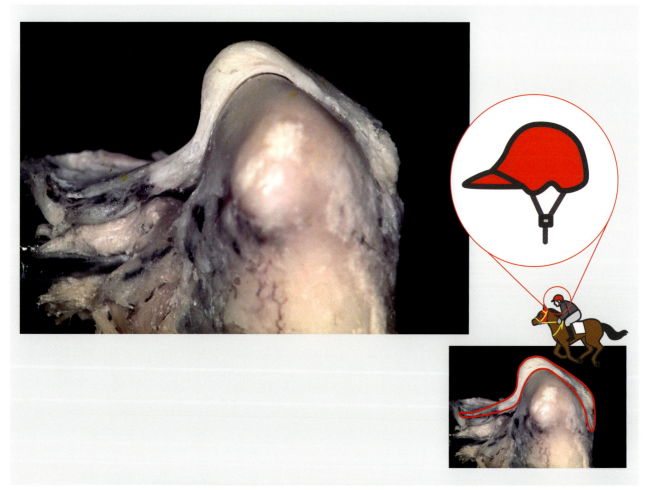

図3 顎関節の解剖写真．下顎頭を外側から見たところ，関節円板の外側半分は切り取ってある．関節円板は，その上面も下面も凹んでいるので前と後ろが厚く，中央は薄くなっており，全体としては競馬の騎手がかぶるジョッキーキャップに似ている．

2-3) 関節包

　顎関節は，関節包という線維性の膜により包まれており，下顎頭と下顎窩・関節隆起の間にある関節円板と，それに続く円板後部組織により上下2つの部屋に分けられます．上の部屋を上関節腔，下の部屋を下関節腔といいます．

　関節包の内面と前後の折り返し部分は滑膜により覆われており，滑膜は滑液という栄養分に富んだ関節液を分泌し，関節腔にたまった老廃物を吸収します．上下の関節腔は，この滑液で満たされています．滑液は，下顎頭の動きをなめらかにする潤滑油の役割を果たすとともに，下顎頭の運動によって関節内部に行きわたり，血管や神経のない関節円板や下顎頭，下顎窩，関節隆起の表面を覆う線維性軟骨に栄養を運びます．

　関節包のさらに外側には靱帯があります．靱帯は骨と骨（顎関節の場合は側頭骨と下顎骨）とをつなぐ線維組織で，関節が離れてしまうことを防ぐとともに，関節の動き（顎関節では下顎頭と関節円板の動き）を規制しています．顎関節にもいくつかの靱帯がありますが，関節包の外側はもっとも強固な外側靱帯により覆われています（**図4**）．

顎関節の外側靱帯

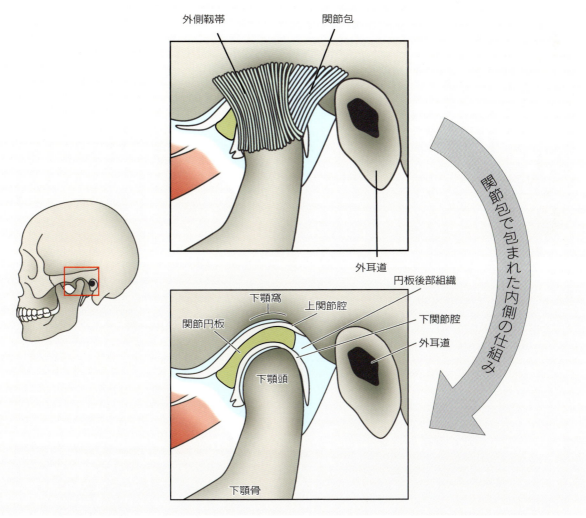

図4　顎関節の外側靱帯の模式図．

3. 口を開けたり閉じたりするときの顎関節の動き

　私たちは時々，大きく口を開けてあくびをしますが，あくびをしたときにどのくらい口が開いているかご存知でしょうか？　思いきり口を開けてもらって，定規を使って上下の前歯の間の距離を測ると，女性であっても50 mm近く，男性だとそれ以上開くことがわかります．口の大きい男性だと60 mmぐらい開くことも珍しいことではありません．

　ではその時に，顎関節はどのように動いているのでしょうか？　私たちが口を閉じているときは，先の解剖写真で説明したように，下顎頭は下顎窩の中に納まっています（**図6a**）．顎関節は実は蝶つがいのように回転運動だけをする関節ではありません．下顎頭が下顎窩の中に納まったままで，蝶番のように回転だけをしたときには，30 mm程度しか口を開けることができません．実際には，下顎頭は回転をしながら関節隆起を前下方へ滑り降りてくるのです（**図6b**）．

　このように，下顎頭は回転と移動をともなった動きをしており，これは顎関節の大きな特徴の1つなのです．耳の前の顎関節の部分に指を当てて口を開けたり閉じたりすると，下顎頭が回転しながら前後に移動するのを感じることができますので，ぜひやってみてください．

　口を最大まで開けると下顎頭は関節隆起を越え，**図6c**のような位置にまで達します．この一見するとアゴがはずれたように見える位置がもっとも大きく口を開けたときの下顎頭の正常な位置なのです．口を開ける動作により下顎頭と関節円板が前の方に出てくると下顎窩は次第に陰圧となり，円板後部結合組織に静脈血が流入して膨大し，下顎窩を埋めます（**図6c**）．逆に口を閉じ始めると，下顎頭と関節円板はともに口を開けるときと逆方向に回転しながら移動して下顎窩に戻ります．

あくびをしたときにどのくらい口が開いているか？

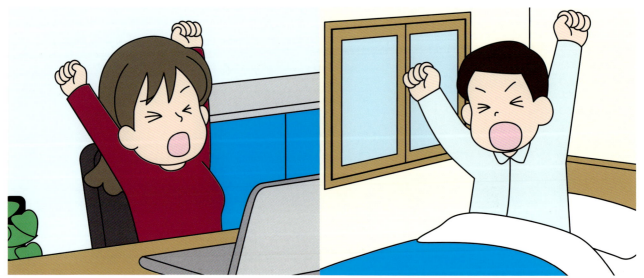

図5　上下の前歯の間の距離を測ると，女性で50 mm近く，男性の場合は60 mm以上開くことがある．

口を開けたり閉じたりするときの顎関節の動き（図6a～c）

口を閉じているとき（a）

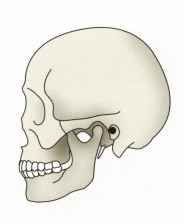
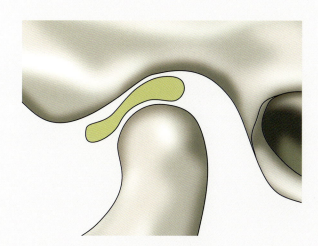

口を開けているとき（b）

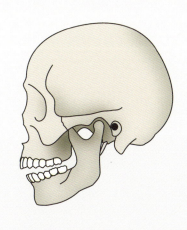
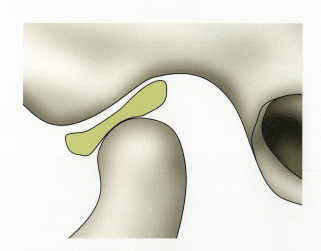

口を最大まで開けているとき（c）

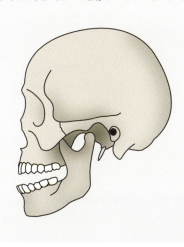
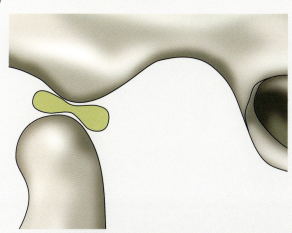

☞ 巻末のイラストカードで患者さんに説明しよう！

4. 口は開閉するだけでなく，前後左右にも動く

　左右の下顎頭はいつも同じ動きをしているわけではなく，下顎頭が前方へ移動する量や回転する量を左右で独立して変えることができます．これにより，アゴは左右に動いたり，前に動いたりします．

　すなわち，たとえば左の下顎頭を下顎窩に留め置いて右の下顎頭を前に移動させるとアゴは左に動き，逆に右の下顎頭を下顎窩に留め置いて左の下顎頭を前に移動させるとアゴは右に動きます．両方の下顎頭の回転を押さえながら前へ移動させるとアゴは前に出てきます．後ろにはほとんど動きません．

　このように，口は縦に開くだけでなく，左右の下顎頭の動きをコントロールすることで，アゴを左右方向や前方方向へ細かく動かすことが可能となり，咀嚼（ものを食べること）したり，発音したり，何かをくわえたり，ときには口を使って音を出す楽器を演奏したりと口のさまざまな機能を果たすことができるようになるというわけです．

　食べ物を右の奥歯で咀嚼中には，口を開けて食べ物を入れた後，アゴを少し右へ移動させながら口を閉じていくことで上下の奥歯の間に食物をはさみこんで押しつぶし，これを繰り返すことで食べ物を細かく粉砕し，飲み込みやすくします．このとき，右の下顎頭の動きは小さく，左の下顎頭は前方かつ内方への移動と後退を繰り返します．

アゴは前後左右にも動く

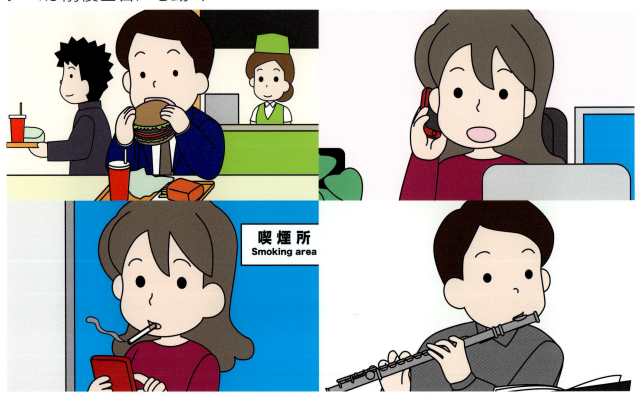

図7　アゴを前後左右に動かすことによって，口はさまざまな機能を果たすことができる．

2章

顎関節の病態を知り，患者さんに説明しよう！

執筆：矢谷博文／古谷野 潔*

大阪大学大学院歯学研究科顎口腔機能再建学講座クラウンブリッジ補綴学分野
*九州大学大学院歯学研究院咀嚼機能再建学分野

　顎関節症が疑われる患者さんが歯科医院を訪れた際は，1章で述べたアゴの仕組みや働きを踏まえて，顎関節症の病態に対する知識もその対応を行ううえで欠かせないものとなります．
　そこで本章では，顎関節症の症状や原因，また大きく4つに分けられるその病態の基本を解説していきます．

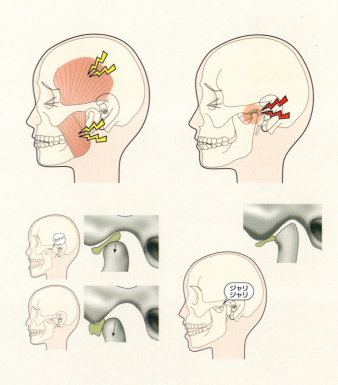

2章　顎関節の病態を知り，患者さんに説明しよう！

1. 顎関節症とはどんな病気？

　筋肉，顎関節，咬み合わせ機能的咬合系のいずれかが障害されても，他の機能に悪影響が誘発され，全体として口の機能が障害されることになります．これが"顎関節症"という病気です．顎関節症には，次のような症状が現れます．

　すなわち，「口が開きにくい」「口を開けると音がする」「あくびをしたり，硬い物を噛んだりすると顎関節の付近が痛い」「肉やするめを食べると，すぐにアゴがだるくなる」などです．これら，①「アゴが痛い」，②「口が開かない」，③「アゴから音がする」というのが，顎関節症の三大症状といわれます（図1）．その他にも，人によって肩こり，頭痛，めまい，耳鳴りなどをともなうこともあります．

　現在では，顎関節症は歯医者さんで診てもらう病気だとの認識が高まってきた影響で，う蝕，歯周病に次ぐ"歯科第三の疾患"であるといわれています．

顎関節症の三大症状

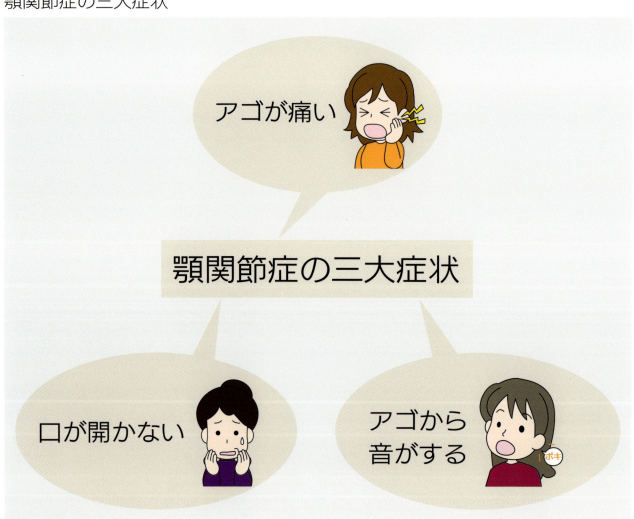

図1 顎関節症の三大症状．

2. 顎関節症の原因は何か？

図2に示すように，顎関節症の原因には，いろいろなものがあることが知られています．また，図のように，原因が単独で，あるいはいくつか複合して顎関節や咀嚼筋に悪影響を及ぼし，顎関節症の発症に至ります．すなわち，顎関節症は単一の原因や病態をもっている病気ではなく，同じような症状をもっている顎関節症患者であっても，その原因や病態は必ずしも一緒ではありません．

したがって，その適切な治療を行うには，その患者さんがどんな病態なのかを正しく診断したうえで，容易ではありませんが，その病態を発症した原因をできるだけ探ることが必要です．

顎関節症の原因

原因	原因の種類	その他
外傷	打撲／大欠伸／無理な硬固物咀嚼／長時間の歯科治療 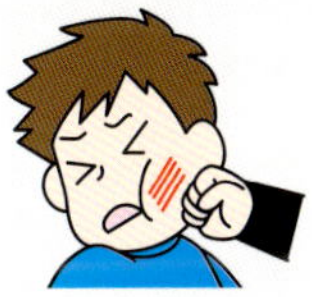 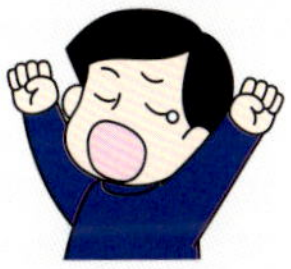 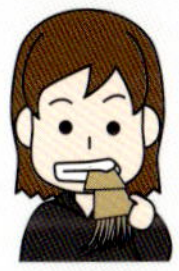 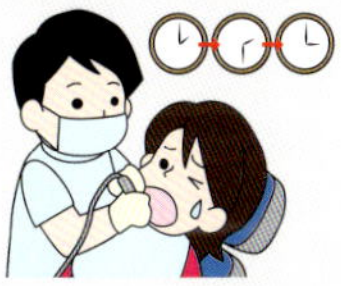	気管内挿管など
パラファンクション	睡眠時ブラキシズム／覚醒時ブラキシズム（歯の接触癖） 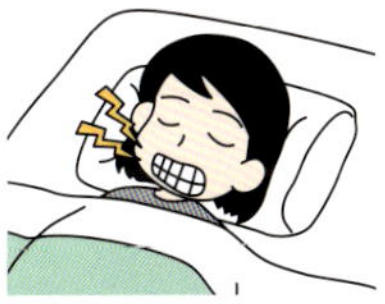 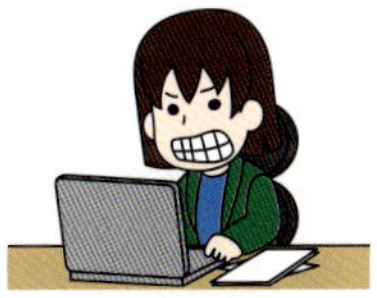	いろいろな口腔習癖，楽器演奏など
情動ストレス	職場でのストレス／介護の負担 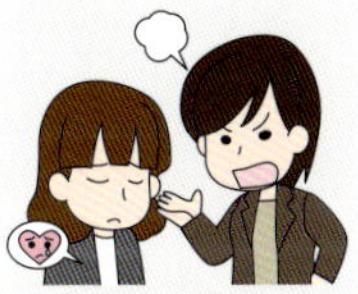 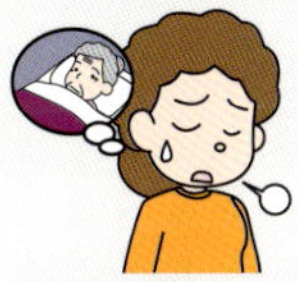	近所づきあいなど
末梢からの疼痛入力	歯痛，智歯周囲炎／外耳道炎 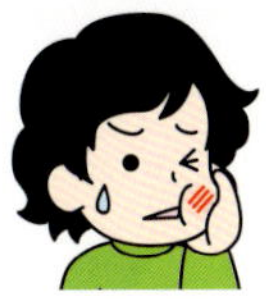 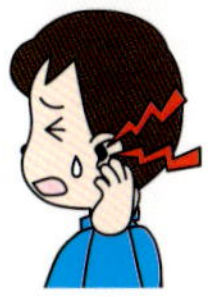	
咬合異常	前歯部オープンバイト／片側性クロスバイト 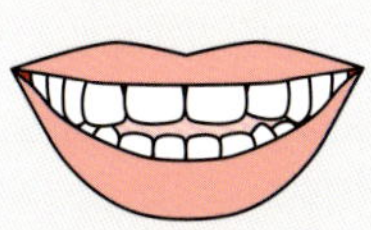 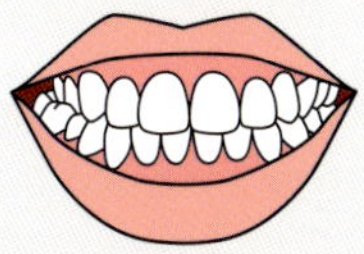	歯科治療の誤りなど

図2 顎関節症の原因．

2章 顎関節の病態を知り，患者さんに説明しよう！

3. 顎関節症の分類

MRI（Magnetic Resonance Imaging，磁気共鳴画像）などの顎関節の画像診断法が進歩したことにより，顎関節症とひと口にいっても，さまざまなタイプがあることがわかってきました．

一般社団法人日本顎関節学会の分類では，4つの病態に分類されています（**図3**）．顎関節症患者は，これらの病態のどれか1つだけに罹っていることもありますが，通常は複数の病態に罹っています．

顎関節症の病態分類（2013）

☞ 巻末のイラストカードで患者さんに説明しよう！

病態1 咀嚼筋痛障害（Ⅰ型）

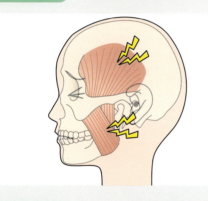

病態2 顎関節痛障害（Ⅱ型）

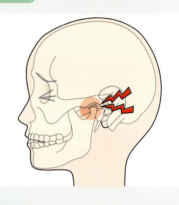

病態3 顎関節円板障害（Ⅲ型）

復位性

非復位性

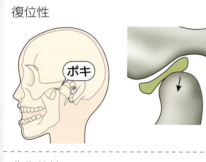

病態4 変形性顎関節症（Ⅳ型）

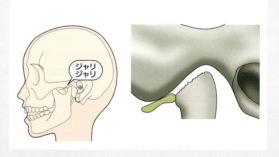

註1：重複診断を承認する．
註2：顎関節円板障害の大部分は，関節円板の前方転位，前内方転位あるいは前外方転位であるが，内方転位，外方転位，後方転位，開口時の関節円板後方転位などを含む．
註3：間欠ロックは，復位性顎関節円板障害に含める．

図3 顎関節症の病態分類（2013）．

3-1) 咀嚼筋痛障害

　咬筋や側頭筋を代表とする咀嚼筋が障害され，痛みが出てきている病態です．したがって，咬筋や側頭筋などの咀嚼筋を指でていねいに触っていくと，痛み（ないし違和感）を覚える場所が見つかります．

　咀嚼筋痛障害があると，食事などでアゴを使うとアゴに痛みを覚えたり，だるくなって食事がしづらくなったりします．痛みが強いと，痛みのために口を開けづらくなったりもします．この病態は，"顎関節症Ⅰ型"とも呼ばれます（図4）．

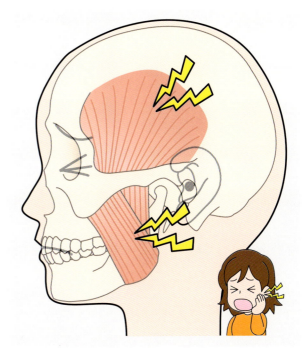

図4　咀嚼筋痛障害は咬筋や側頭筋を代表とする咀嚼筋が障害され，痛みが出てきている病態のことをいう．

3-2) 顎関節痛障害

　顎関節が障害され，痛みが出てきている病態です．何らかの原因で顎関節の中の滑膜組織や円板後部組織などに炎症が生じて痛みが出ます．耳の前の顎関節部を指で押さえると，痛みを感じることがよくあります．

　また，大きく口を開けたり，硬いものを噛んだり，口を左右に振ったりして顎関節に力が加わると痛みを感じます．咀嚼筋痛障害にも同時に罹っていることが少なくありません．痛みが強いと，口を楽に開けられる量が大幅に減って，食事にも支障が出ます．この病態は，"顎関節症Ⅱ型"とも呼ばれます（図5）．

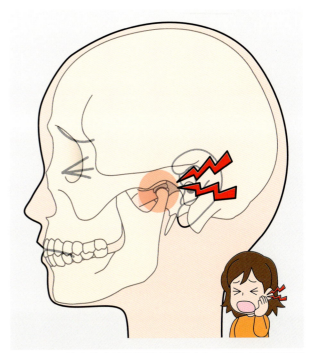

図5　顎関節痛障害は顎関節が障害され，痛みが出てきている病態のことをいう．

3-3）顎関節円板障害（復位性）

　口を開けていくと途中で「カクッ」や「コクッ」といった音がします．この音を"クリック"といいます．すでに説明したように，口を開けていくと下顎頭は回転しながら関節隆起を滑り降りてきますが，途中でずれた関節円板に接触し，さらに前方への移動を続けると，ある瞬間に関節円板の後ろの分厚い部分を乗り越えて中央の薄い部分に滑り込むときにクリックが生じます．

　これにより，下顎頭と関節円板の位置関係は正常に戻るものの，口を閉じていくと，普段のかみ合わせの位置にアゴが戻る直前に，また鈍いクリックを生じて関節円板は再びずれてしまいます（図6）．このように，口を開けるときに一度，口を閉じるときに一度クリックが生じるので，これを"相反性クリック"と呼びます．

　ただし，口を閉じるときに生じるクリックは音が小さく，音にならないことも多くあります．また，口を開けるときや閉じるときのクリックはガクッと大きなアゴの振動をともなって生じることがあり，これを「アゴがはずれた」と勘違いする人がいますが，そうではありません．円板転位が復位性である間は，その半数以上は痛みがありませんが，クリックがまさに生じようとする（下顎頭がずれた関節円板の肥厚部を乗り越えようとする）瞬間に痛みを覚える患者さんもいます．

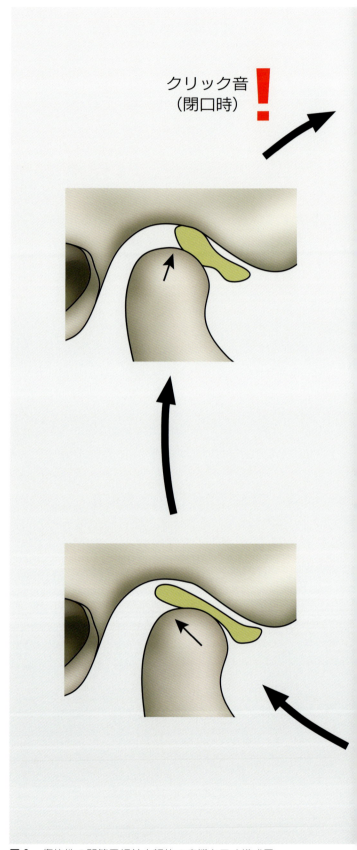

図6　復位性の関節円板前方転位の病態を示す模式図．

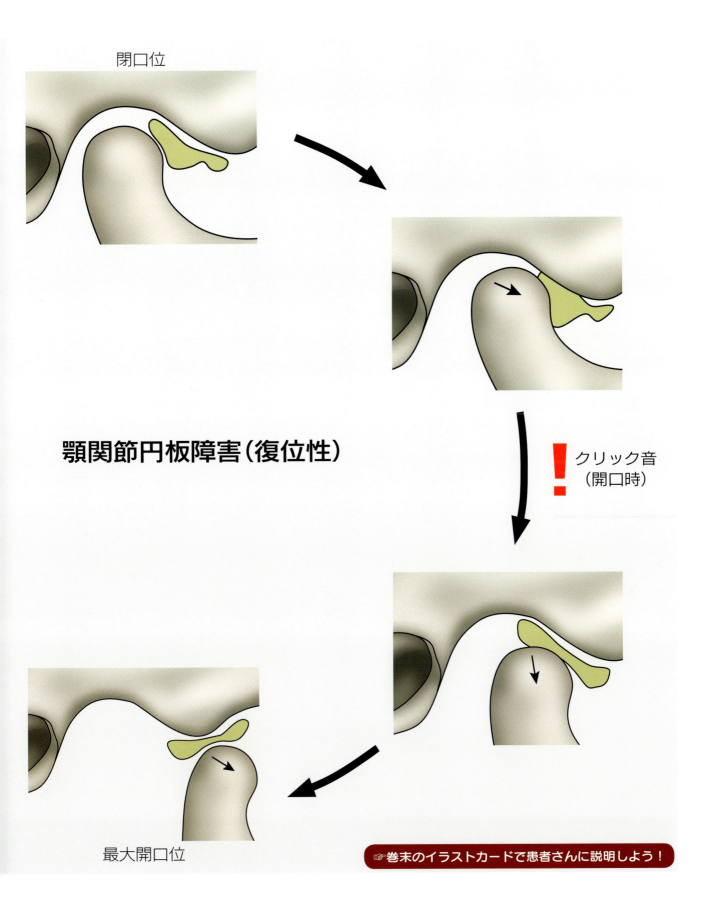

2章 顎関節の病態を知り，患者さんに説明しよう！

3-4）顎関節円板障害
（非復位性）

　顎関節円板障害（復位性）の半数以上は，ずれた関節円板が正常に戻るわけでも，進行するわけでもなく，そのままの状態がずっと続きますが，何割かは顎関節円板障害（非復位性）の状態に進行してしまいます．すわなち，ある日突然に，口を開けても下顎頭がずれた関節円板の中央の薄い部分に滑り込むことができなくなり，下顎頭が最後まで関節隆起を滑り降りることができなくなります（**図7**）．

　このようになると，どのようにアゴを動かしても関節円板は前方へずれたままとなり，下顎頭の動きが制限されるため大きく口を開けられなくなります．このような状態を"クローズドロック"と呼びます．それとともに，多くの場合，顎関節痛障害を併発し，無理に口を開けると顎関節付近に強い痛みを覚えるようになります．

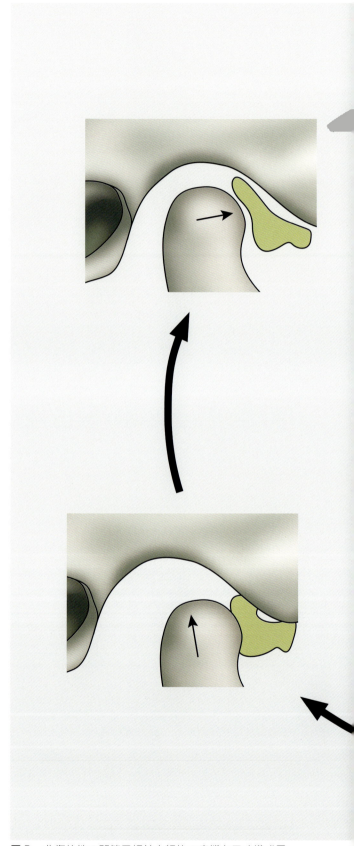

図7 非復位性の関節円板前方転位の病態を示す模式図．

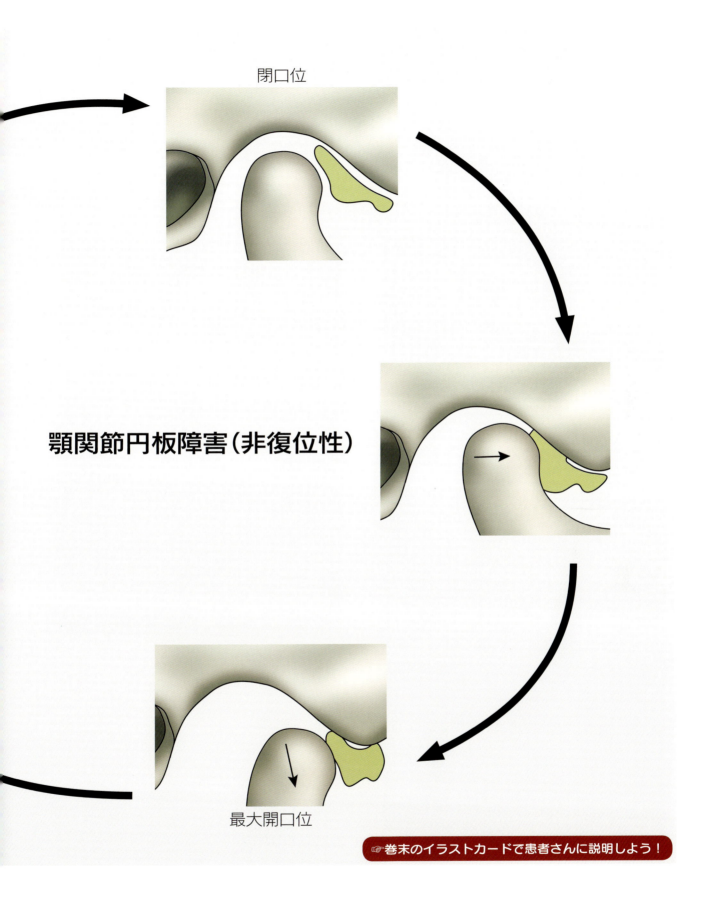

3-5）変形性顎関節症

顎関節の解剖のところで述べたように，下顎頭はこぶしを握ったようなだ円球状をしていますが，それが変形してくることがあります．変形は若い人にも見られるのですが，年を取る（加齢）とともに多く見られるようになるので，加齢は変形性顎関節症の原因の1つです．もっとも多い原因は関節円板転位で，とくに顎関節円板障害（非復位性）になると，変形のリスクが高くなることが知られています．筆者

変形性顎関節症を示す顎関節の異常像

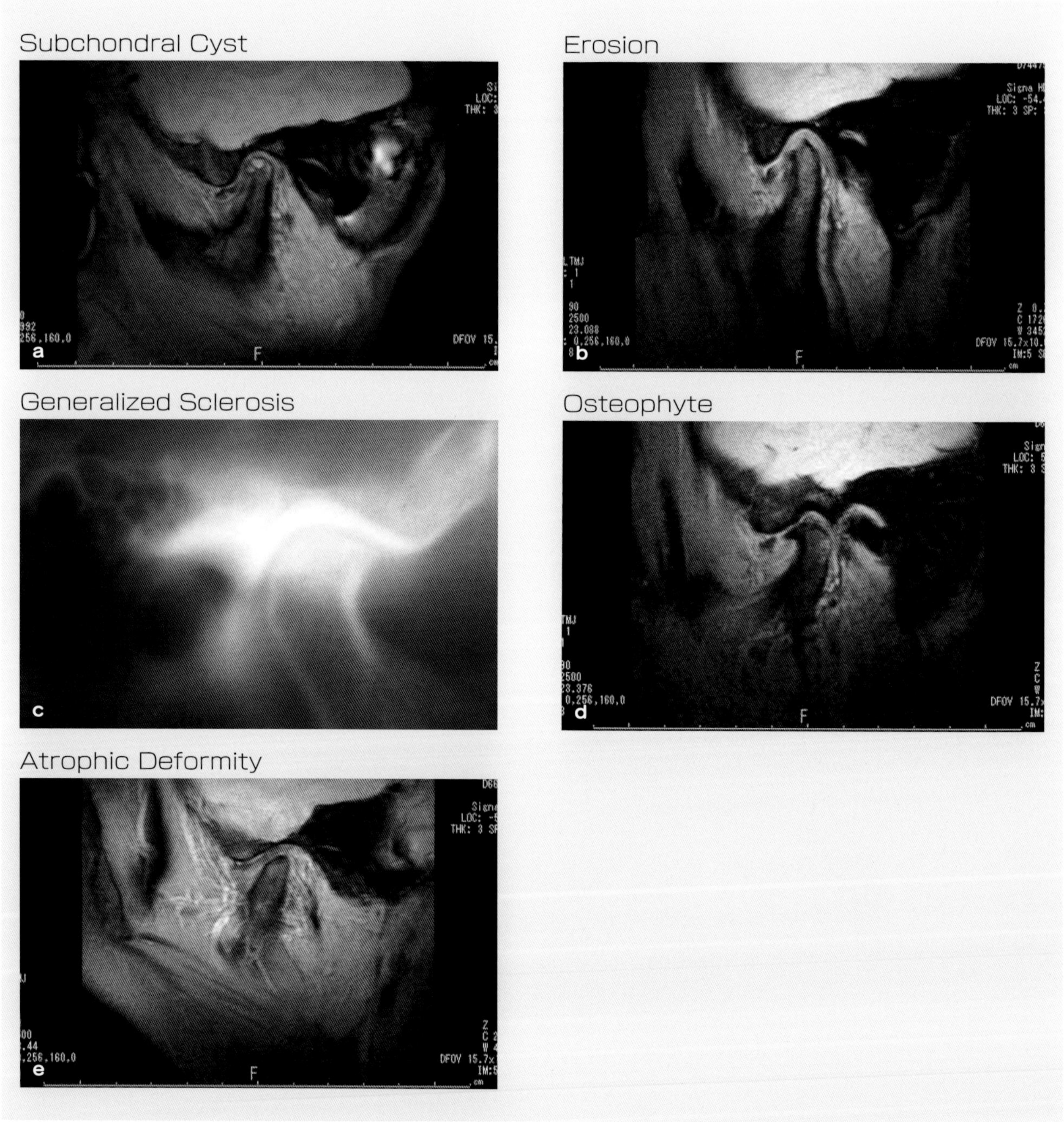

図8 a～e　変形性顎関節症と診断を下すエックス線像．

らの研究では，267の変形が認められた顎関節のうち，実に90.3%が顎関節円板障害（非復位性）を併発していました．

クッションの役目をしていた関節円板がずれてしまうと，下顎頭，下顎窩，関節隆起を覆っている線維性の軟骨組織の力の負担が増し，やがて軟骨の変性や破壊が生じ，さらに軟骨の下の骨が吸収され始め，それとともにその周囲には骨の添加が生じて全体として顎関節が変形していきます．もっとも変形が目立つのは，下顎頭です．進行すると，関節円板や円板後部組織に穴が開いたり（穿孔と呼ばれる），ひどい場合には関節円板と円板後部組織が完全にちぎれたり（断裂と呼ばれる）してしまうこともあります．

変形性顎関節症は関節円板障害，とくに顎関節円板障害（非復位性）を併発している場合がほとんどで，臨床症状は基本的に関節円板障害と違いはありません．唯一，特徴的な症状として口を開け閉めした時に出る「ジャリジャリ」，「ギシギシ」といったこすれるような音があります．この音は，クレピテーション（クレピタス）と呼ばれます．しかしながら，変形性顎関節症であっても，このクレピテーションは出ないことも多くあることに注意してください．変形性顎関節症の診断には，画像検査を行います．とくに顎関節断層エックス線撮影法やCTが適しています．変形性顎関節症と診断を下す異常画像には，
①下顎頭内にのう胞様の像が見えるもの（subchondral cyst，図8a），
②骨皮質の連続性がなく粗造に，あるいは断裂しているように見えるもの（erosion，図8b），
③下顎頭内が一様に硬化しているように見えるもの（generalized sclerosis，図8c），
④下顎頭の辺縁部に骨の添加がみられるもの（osteophyte，骨棘ともいう，図8d），
⑤下顎頭がこん棒状に見えるもの（atrophic deformity，図8e）があります．これらのうち，1つ以上のものが該当すれば，変形性顎関節症と確定診断します．

一方，下顎頭が平らになっていたり（扁平化，flattening，図9a），一部が陥没していたり（concavity，図9b），下顎頭の骨皮質がぶ厚くなっていたり（cortical sclerosis）しているものは病的な変形ではなく，正常のバリエーション（normal variation）の1つと判断し，変形性顎関節症とは診断しません．

変形性顎関節症とは診断しない顎関節の異常像

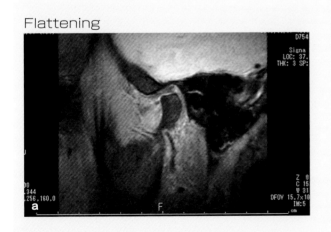 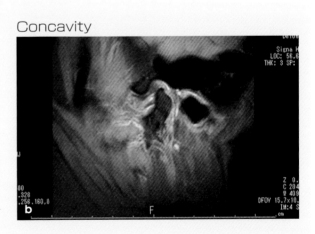

図9a, b 変形性顎関節症とは診断しないエックス線像．

見出し語1,565語を収載した
顎関節の検査・診断・治療に欠かせない1冊！

日本顎関節学会学術用語集

　日本顎関節学会が編者となって製作された本書は，過去，同学会によって編集・出版された日本語と外国語の見出し語のみの『日本顎関節学会用語集』を再編し，各用語に解説が加えられたもの．

　顎関節治療にまつわる1,565語を見出し語とし，その同義語・類義語・関連語等を一部併記することで，1つの用語の意味を多面的に学ぶことができる構成になっている．顎関節治療に携わる歯科医師はもちろん，広く一般の歯科医師も常備すべき1冊．

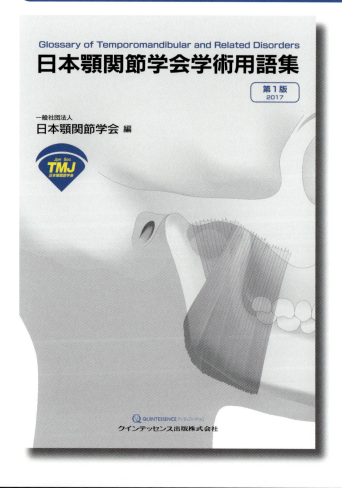

【編】
一般社団法人
日本顎関節学会

【構成】
- 用語解説（読み仮名・外国語表記付）
- 同義語および類義語，関連語一覧
- 日本語索引
- 外国語索引

●サイズ:B5判　●128ページ　●定価　本体3,800円（税別）

クインテッセンス出版株式会社
〒113-0033　東京都文京区本郷3丁目2番6号　クイントハウスビル

3章

患者さんの訴えの種類に応じた問診・説明をしよう！

34ページ〜　患者さんの訴え　その1
「アゴが痛い」
執筆：和嶋浩一
慶應義塾大学医学部歯科口腔外科学教室
元赤坂吉見歯科クリニック

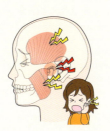

62ページ〜　患者さんの訴え　その2
「口が開かない」
執筆：西山　暁／馬場一美*
東京医科歯科大学口腔顔面痛制御学分野
*昭和大学歯科補綴学講座

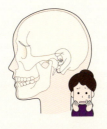

88ページ〜　患者さんの訴え　その3
「アゴから音がする」
執筆：飯田　崇／小見山　道
日本大学松戸歯学部顎口腔機能治療学分野

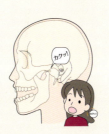

　「アゴが痛い」，「口が開かない」，「アゴから音がする」……．これらは，顎関節症の患者さんが歯科医院を訪れた際に訴える三大主訴です．いずれの主訴（症状）に対しても，歯科医師は問診・検査を行い，その結果からプロローグ（6ページ）に挙げた医学的な診断名を下したうえで，各病態に応じた治療を行う必要があります．問診や検査は，これらの患者さんの主訴（症状）によって"あたり"をつけて，症状別に行うことが勧められます．

　そこで本章では，顎関節症の三大主訴のそれぞれの問診・検査法とそれによる診断の下し方，さらにその治療や治療後の対応を解説していきます．

患者さんの訴え その1
「アゴが痛い」

執筆：和嶋浩一
慶應義塾大学医学部歯科口腔外科学教室
元赤坂吉見歯科クリニック

1. 患者さんに何を聞く？（問診）

問診内容

1-1）痛む場所はどこですか？
1-2）痛みはいつからですか？
1-3）何かきっかけはありましたか？
1-4）どんな種類の痛みですか？
1-5）痛みの強さはどれくらいですか？
1-6）アゴの痛みはどうすると痛くなりますか？
1-7）痛みはひどくなっていますか，それとも軽くなっていますか？

　アゴの不具合で，歯科医院に来院した患者さんが訴える病状の大多数が，「アゴが痛い」，「口が開かない」，「音がする」の3つのいずれかです．

　そのなかで本稿では，「アゴが痛い」について解説をしていきます．まず，問診として上記の7つについて患者さんに聞いていきます．その前に理解しておきたいことは，顎関節症によるアゴの痛みには，アゴの関節の痛みすなわち"顎関節痛障害"（以下，顎関節痛）と，アゴの筋肉の痛みすなわち"咀嚼筋痛障害"（以下，咀嚼筋痛）の2種類があるということです（**図1**）．そしてこのことを，患者さんに最初に説明しておきましょう．

アゴの痛みには顎関節痛と咀嚼筋痛がある

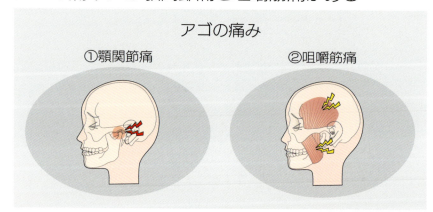

図1 顎関節症によるアゴの痛みには，関節の痛みすなわち"顎関節痛"と，筋肉の痛みすなわち"咀嚼筋痛"の2種類がある．

アゴの痛みの発症要因

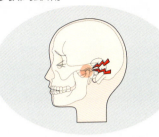
①顎関節痛

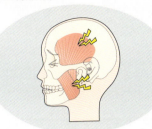
②咀嚼筋痛

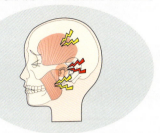
③顎関節痛と咀嚼筋痛（混合型）

図2 アゴの痛みは，"顎関節痛"と，"咀嚼筋痛"のどちらか1つに起因する場合もあれば，両方を併せ持っている場合もある．

　アゴの痛みは顎関節痛と咀嚼筋痛のどちらか1つである場合もあれば，両方を併せ持っている場合もあります（**図2**）．そこで問診を行う際には，
「顎関節症によるアゴの痛みには，アゴの関節の痛みすなわち"顎関節痛"と，アゴの筋肉の痛みすなわち"咀嚼筋痛"の2種類があります．まず，あなたの痛みがこのどちらなのか，あるいはその両方なのかを調べます．まず，痛みに関していくつか質問しますので，なるべく詳しく答えてください」と説明しましょう．
　アゴの痛みに対する問診は，症状の概略を知るためのものであると同時に，その次に行う検査によって，訴えるアゴの痛みが"顎関節痛"なのか，それとも"咀嚼筋痛"なのかを推定する大きな手掛かりとなる内容が含まれます．

1-1）痛む場所はどこですか？

　まず，患者さんに痛みを感じる部位を聞きます．そのとき重要なのが，
「痛む場所はどこですか？　指でさしてください」といって，患者さんに痛い部位を指さししてもらうことです（**図3**）．これはまれに患者さんがよかれと思って部位名で答えることがあり，それが必ずしも正しくないことがあるためです．この質問で，患者さんがその部位を指先でピンポイントで示すようだと顎関節痛が疑われ，手のひらでアゴの広い範囲を示すようでしたら，咀嚼筋痛が疑われます（**図4，5**）．

痛みの場所は指でさしてもらう！

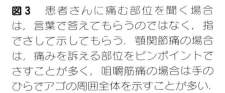

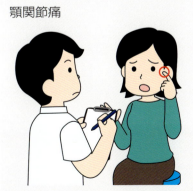

図3　患者さんに痛む部位を聞く場合は，言葉で答えてもらうのではなく，指でさして示してもらう．顎関節痛の場合は，痛みを訴える部位をピンポイントでさすことが多く，咀嚼筋痛の場合は手のひらでアゴの周囲全体を示すことが多い．

3章 患者さんの訴えの種類に応じた問診・説明をしよう！

「アゴが痛い」と訴え，"顎関節痛"が疑われる患者さんの回答例

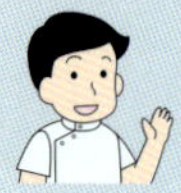

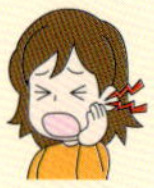

歯科医師の質問	患者の回答例
痛む場所はどこですか？	側貌，左顎，耳の前
痛みはいつからですか？	1か月前から
何かきっかけはありましたか？	きっかけはとくにない
どんな種類の痛みですか？	ズキンとした鋭い痛み
痛みの強さはどれくらいですか？	痛いが食べられる．しかし，ときどき痛くて食事を止めることがある
アゴの痛みはどうすると痛くなりますか？	食事でアゴを動かしたり，大きく開けたりすると痛い
痛みはひどくなっていますか，それとも軽くなっていますか？	少し強くなっている

図4 「アゴが痛い」と訴える患者さんへの質問に対する顎関節痛が疑われる患者さんの回答例．本例の場合，図内に赤字で示す"痛みの部位を指でピンポイントで差すことができる(耳の前)"，"ズキンとした鋭い痛み"，"痛いが食べられる"，"食事でアゴを動かしたり，大きく開けたりすると痛い"(アゴの運動で痛みが誘発，増悪する)などの回答が顎関節痛を疑わせる．

「アゴが痛い」と訴え，"咀嚼筋痛"が疑われる患者さんの回答例

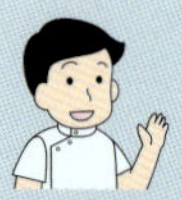

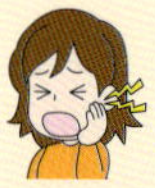

歯科医師の質問	患者の回答例
痛む場所はどこですか？	側貌，左アゴ全体
痛みはいつからですか？	1か月前から
何かきっかけはありましたか？	歯科治療後から
どんな種類の痛みですか？	ジリジリとした鈍い痛み
痛みの強さはどれくらいですか？	食べている間は気にならない
アゴの痛みはどうすると痛くなりますか？	大きく開けると突っ張って痛い．食後に痛みが出る
痛みはひどくなっていますか，それとも軽くなっていますか？	痛み出してからは同じくらいの痛みが続いている

図5 「アゴが痛い」と訴える患者さんへの質問に対する咀嚼筋痛が疑われる患者さんの回答例．本例の場合，図内に赤字で示す"痛みの範囲が左アゴ全体に及び広いこと(左アゴ全体)"，"ジリジリとした鈍い痛み"で，"食べている間は気にならない"，"食後に痛みが出る"ことなどの回答が咀嚼筋痛を疑わせる．

1-2）痛みはいつからですか？

いつから痛みが生じたのかを聞いて，その痛みが急性(3か月以内)のものなのか，それとも慢性(3か月以上)のものなのかを確認します．この質問は，顎関節症の治りやすさを予測するためで，慢性の場合は，急性に比べて治りにくいことが考えられます．

1-3）何かきっかけはありましたか？

　この質問も顎関節症の治りやすさを予測するために行います．たとえば「食事中に硬いものを噛んでから痛くなった」「歯科治療後に痛くなった」など，発症のきっかけがわかっているほうが，治療計画も立てやすく，早期に改善する可能性も高いと考えられます．一方で，「きっかけはない」「よくわからない」などの答えの場合，歯ぎしりや噛みしめなどの習癖が原因であることも多く，その是正や改善に時間がかかることが予想できます．

1-4）どんな種類の痛みですか？

　この質問では，「ズキンとした鋭い痛み」「ギクッと痛い」などと表現すれば顎関節痛を疑うことができ，「ジリジリとした鈍い痛み」「ジワ〜っと痛い」などと表現すれば咀嚼筋痛を疑うことができます（**図4，5**）．

1-5）痛みの強さはどれくらいですか？

　この質問は食事をとる際にどれくらい影響があるのかを聞くことで推定できます．具体的には，以下のように聞きます．
「食事の際，どれくらい痛いですか？　①痛くて食べられませんか？　それとも，②痛いけど食べられる程度ですか？　あるいは③食べている間は気にならない程度でしょうか？」
　この質問から，①，②であれば顎関節痛，③であれば咀嚼筋痛であることが予想でき，すなわち概して顎関節痛のほうが咀嚼筋痛よりも痛みが強いのが通常です（**図4，5**）．あるいはVAS（知っておきたい用語解説①参照）を使用して，痛みの強さを数値化するのもよいでしょう．

1-6）アゴの痛みはどうすると痛くなりますか？

　この質問に対する患者さんの答えも，食事を例にすることが多く，食事中にアゴが痛いようであれば顎関節痛を，食事中は痛くなくて食後に痛くなるようであれば咀嚼筋痛を疑うことができます．
　この質問はまた，たとえば硬い食べ物を控える，など痛みが抑えられる食事の仕方や，あくびをするのを控えてもらうなど，生活の習慣の指導にも役立てられます（**図4，5**）．

1-7）痛みはひどくなっていますか，それとも軽くなっていますか？

　この質問は，その病状が悪化しているのか，それとも軽快しているのか，これまでの痛みの経過を知るために行います．

知っておきたい用語解説①
VAS

　VASとは，Visual Analog Scaleの略で，視覚的評価スケールとも呼ばれるものです．紙に10cm（100mm）の直線を書き，その左端にに０，右端に100の数値を記入した測定スケールを用意する（10ごとに数値を記入する場合もあります）．そのうえで，０を痛みがない状態，100をこれまで経験したなかでいちばん強い痛みの状態と説明して，患者さんに現在の痛みがそのとの位置にあるかを指し示してもらいます．そうして，０の位置と指が置かれた位置の長さを計測します．その長さを，痛みの程度が数値化された値として使用します．

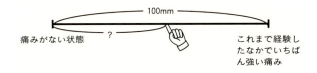

2. 患者さんに何をするのかを説明しよう！（検査・検査法）

検査内容
- 2-1) 顎関節に痛みがないかどうかの検査
- 2-2) 筋肉に痛みがないかどうかの検査
- 2-3) 検査結果の判定
- 2-4) 画像検査

　前項で述べた問診を踏まえて，患者さんのアゴの痛み（顎関節痛and/or咀嚼筋痛）を探すために顎関節症検査を行います．検査は，顎関節痛と咀嚼筋痛の検査をそれぞれ別に行います．両方とも複数の検査項目があり，患者さんのアゴを押したり，患者さんにアゴを動かしてもらったりして，痛みが出ないかどうか調べるものです．患者さんにはまず，
「今からアゴの痛みがどこにあるのかを探すために，アゴを押したり，動かしたりして，痛みが出ないかどうかを調べる検査を行います．検査中に，"いつもの痛み"が出たら教えてください」
と説明しましょう．

　なお，ここで"いつもの痛み"としたのは，検査中には"いつもの痛み"以外の痛みが生じる場合もあるためです．"いつもの痛み"とは，患者さんの主訴，すなわち来院の動機となった，これまでに感じていた痛みのことです．検査中に生じた痛みが，患者さんの主訴の痛みと一致するかどうかを確認することは，正しい診断を行ううえできわめて重要です．検査中に生じた痛みが主訴と一致しなければ，顎関節症以外の疾患の可能性を念頭にさらなる検査を行い，また，主訴に一致する痛みを見つけ出すために検査を続けます．

　顎関節症の検査で重要なことは，検査項目のすべてを行ってはじめて診断が下せるものであるため，検査途中で患者さんが"いつもの痛み"を訴えても途中で止めずに，残りのすべての項目を行うことです．

　以下，顎関節症の簡易的な検査法，ならびに画像検査について，解説していきます．

2-1) 顎関節に痛みがないかどうかの検査

　最初に，顎関節痛の検査から行います．関節の痛みは，耳の前にある下顎頭と関節窩周囲に生じます．下顎頭は口を閉じているときは関節窩に収まっていて，口を開くと前方に移動します．痛みは，下顎頭，関節窩周囲を押して出る場合と，下顎頭が動くことで出る場合があります．患者さんに行う検査は，大きく分けて以下の2つになります．

関節圧痛の検査

　これは術者が患者さんの下顎頭と関節窩周囲を押す検査です（**図6**）．以下のように聞いてみましょう．
「まず，耳の前にあるアゴの関節とその周囲を片側ずつ押しますので，痛みが出るかどうか答えてください．そして，その痛みがいつもの痛みかどうかをお聞きします」

自力運動時痛の検査

　これは患者さん自身にアゴを動かしてもらうことで痛みが出るか否かを調べる検査です（**図6**）．以下のように聞いてみましょう．
①「口を大きく開けてみましょう．どうですか？痛いですか？　その痛みはいつもの痛みですか？」

②「ご自身でアゴを右に動かしてみてください．どうですか？　痛いですか？　その痛みはいつもの痛みですか？」
③「次にアゴを左に動かしてみてください．どうですか？　痛いですか？　その痛みはいつもの痛みですか？」

　以上の関節圧痛および自力運動時痛の検査それぞれにおいて，以下のように判定しします．

①「痛いです」と答えた場合
「痛いのですね．その痛みは，いつもの痛みですか？」と再確認．

「いつもの痛みです」と答えれば，
☞"顎関節痛あり"
と判定．

②「痛いですが，いつもとは違う痛みです」と答えた場合
☞"顎関節痛はあるが，主訴の痛みではない"
と判定．

③「痛くありません」などと答えた場合
☞"顎関節痛なし"
と判定．

顎関節痛の検査

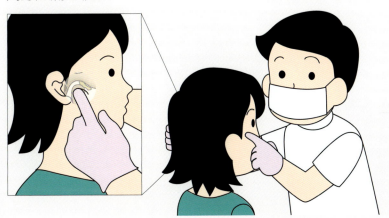

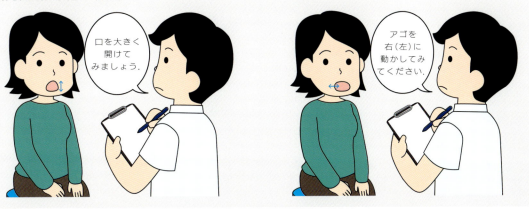

図6　関節圧痛の検査と自力運動時痛の検査．関節圧痛では患者さんの関節窩周囲を押し，痛みがあるかどうかを検査する．自力運動時痛の検査では，患者さん自身でアゴを動かしてもらい痛みがあるかどうかを検査する．

3章 患者さんの訴えの種類に応じた問診・説明をしよう！

LEARN MORE 顎関節痛の検査をより正確に行える顎関節痛誘発試験

　前ページで述べた顎関節痛の検査における自力運動時痛の検査項目は，患者さん自身にアゴを動かしてもらい，いつもの痛みが出るかどうかを調べるものです．

　しかし，仮に自力運動でいつもの痛みが生じたとしても，必ずしも顎関節痛だとはいえません．なぜなら，このアゴを動かす自力運動時には，関節と筋肉（咀嚼筋）の両方が動くため，関節のみならず筋肉（咀嚼筋）に生じた痛みが入り混じる場合があるからです．すなわち，この検査では顎関節痛と咀嚼筋痛とを完全には区別できないことになります．

　ここで紹介する顎関節痛誘発試験は，術者が徒手的（マニピュレーション（知っておきたい用語解説②参照）に患者さんのアゴを牽引・圧迫して顎関節痛を誘発させる方法で，これにより顎関節痛だけの検査が行えて，その曖昧さが防げます．

①術者が右利きの場合，右手で患者さんの下アゴを把持し，左手の人差し指で患者さんの関節部を触る（**図A**）．

②そのうえで，片方ずつ下アゴを前方に限界までゆっくりと牽引していき，痛みが生じないかどうかを確認する（**図B**）．

③次に，下アゴを後方に限界までゆっくりと圧迫して，痛みが生じないかどうか確認する．同時に，下顎頭が正常に動いているか，関節音が出るかどうかも確認する（**図C**）．

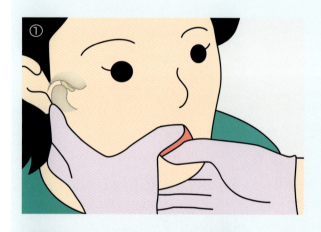

図A 顎関節痛誘発試験の方法．術者が右利きの場合，右手で患者さんの下アゴを把持し，左手の人差し指で患者さんの関節部を触る．

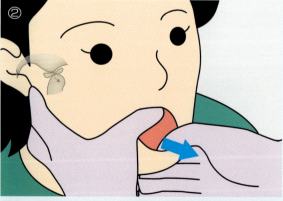

図B 患者さんの下アゴを前方に限界までゆっくりと牽引していき，痛みが生じないかどうか確認する．

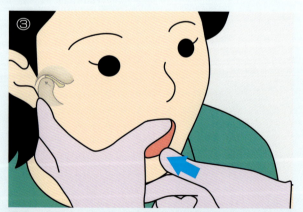

図C 患者さんの下アゴを後方に限界までゆっくりと圧迫して，痛みが生じないかどうか確認する．

2-2）筋肉に痛みがないかどうかの検査

次に，咀嚼筋痛の検査として筋圧痛検査を行います．検査は術者が患者さんの咬筋ならびに側頭筋のそれぞれを押して行います．

咬筋圧痛の検査

術者が患者さんの咬筋を押す検査です（図7）．以下のように話しましょう．

「頬の咬筋を片側ずつ押しますので，痛みが出るかどうか答えてください．そして，その痛みがいつもの痛みかどうかをお聞かせください」

側頭筋圧痛の検査

術者が患者さんの側頭筋を押す検査です（図8）．以下のように話しましょう．

「こめかみの側頭筋を片側ずつ押しますので，痛みが出るかどうか答えてください．そして，その痛みがいつもの痛みかどうかをお聞かせください」

以上の咀嚼筋痛の検査それぞれにおいて，以下のように判定しします．

①「痛いです」と答えた場合

「痛いのですね．その痛みは，いつもの痛みですか？」と再確認．

「いつもの痛みです」と答えれば，

☞ "咀嚼筋痛あり"

と判定．

②「痛いですが，いつもとは違う痛みです」と答えた場合

☞ "咀嚼筋痛はあるが，主訴の痛みではない"

と判定．

③「痛くありません」などと答えた場合

☞ "咀嚼筋痛なし"

と判定．

咬筋圧痛の検査

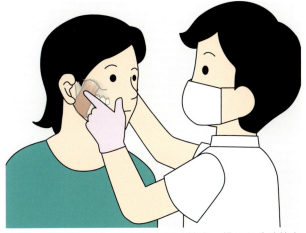

図7 術者が患者さんの咬筋を押す検査．頬にある咬筋を片側ずつ押して，痛みがあるかどうかを確認する．

側頭筋圧痛の検査

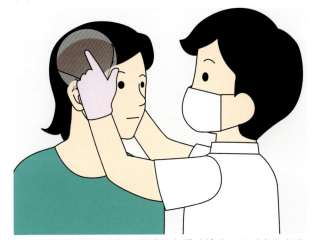

図8 術者が患者さんの側頭筋を押す検査．こめかみにある側頭筋を片側ずつ押して，痛みがあるかどうかを確認する．

知っておきたい用語解説②
マニピュレーション

日本顎関節学会学術用語集（クインテッセンス出版，2017年）によると，マニピュレーションは"術者が徒手的に骨関節を所定の位置へ誘導すること．下顎マニピュレーションは下顎を他動的に誘導または授動を図ることで，一般的には顎関節のクローズドロック病態に対して下顎を授動すること．"と定義されています．簡単にいえば，術者が術者自身の手を使って，患者さんのアゴを動かすということです．

2-3）検査結果の判定

検査結果の判定は，事前に**表1〜3**のような表を作成して，検査中その都度，記入するとよいでしょう．そして，顎関節痛の検査，咀嚼筋痛の検査それぞれの項目のなかで，いつもの痛みが出た項目と主訴の痛みではないが，痛みが出た項目には"＋"，痛みが出なかった場合は"－"と記入していきます．そうして1つでもいつもの痛みが出た場合，"顎関節痛障害あり"または"咀嚼筋痛障害あり"とします（**表1，2**）．

あるいは，本稿の最初に述べたように，アゴの痛みは顎関節痛と咀嚼筋痛の両方を併せ持って痛みを訴えている場合も多く，検査の結果，関節と筋の両方にいつもの痛みが出た場合は，"顎関節痛障害および咀嚼筋痛障害あり"と判定します（**表3**）．

表1 アゴの痛みの検査表①

検査内容	検査項目	検査結果		診断
1．顎関節痛検査	1）関節圧痛	＋	両方「＋」あるいは片方が「＋」の場合 →	顎関節痛障害
	2）自力運動時痛	－		
2．筋圧痛検査	1）咬筋圧痛	－		
	2）側頭筋圧痛	－		

表2 アゴの痛みの検査表記入例①

検査内容	検査項目	検査結果		診断
1．顎関節痛検査	1）関節圧痛	－		咀嚼筋痛障害
	2）自力運動時痛	－		
2．筋圧痛検査	1）咬筋圧痛	－	両方「＋」あるいは片方が「＋」の場合 →	
	2）側頭筋圧痛	＋		

表3 アゴの痛みの検査表記入例②

検査内容	検査項目	検査結果		診断
1．顎関節痛検査	1）関節圧痛	－	両方「＋」あるいは片方が「＋」の場合 →	顎関節痛障害および咀嚼筋痛障害
	2）自力運動時痛	＋		
2．筋圧痛検査	1）咬筋圧痛	－	両方「＋」あるいは片方が「＋」の場合 →	
	2）側頭筋圧痛	＋		

LEARN MORE 筋圧痛の検査がより正確に行える関連痛誘発法

先に述べたように，筋肉に痛みがないかどうかの検査は，術者が患者さんの咬筋および側頭筋を押して行い，筋肉のどこかに"いつもの痛み"があれば"圧痛あり"とします．

しかし，筋肉の痛みは筋肉全体に生じるわけではなく，咬筋，側頭筋という広域な範囲のなかで散らばって存在していて，なかなか見つからないこともあります．

実際に，DC/TMD（知っておきたい用語解説③参照）では，咬筋・側頭筋の圧痛を見逃さないように，まんべんなく検査するという意味で，咬筋，側頭筋のそれぞれ9か所の検査をすることを勧めています（図A）．

このように，圧痛のある部分を確実に見つけるには，以下のようにして行うとよいでしょう．

①術者の指を患者さんの咬筋（あるいは咀嚼筋）全体に当て，患者さんにその状態のまま歯を嚙みしめてもらう．
②患者さんが歯を嚙みしめたら，咬筋（あるいは側頭筋）のなかでいちばん盛り上がる部分（力こぶのできる部分）を探してそこに指を置き，歯の嚙みしめを緩めてもらう．
③置いた指を前後に動かし，コリコリとした索状硬結（硬いスジ）を探す．見つけたらその部分に指を置き，ゆっくりと約1kgまで力を入れていく．
④（押したままで）2秒経ったら「痛みがありますか？」と聞いて押し続けながら患者さんが「痛い」と答えたら，「いつもの痛みですか？」と聞き，5秒まで押してさらにその痛みが他の部位に響くかどうかも確認する．

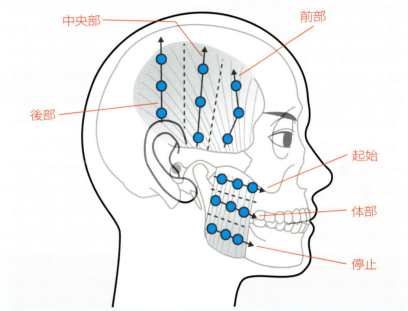

図A DC/TMDが推奨する咬筋，側頭筋の圧痛検査部位．それぞれ9か所の検査を勧めている．

 知っておきたい用語解説③
DC/TMD

DC/TMDとは，Diagnostic Criteria for Temporomandibular Disordersの略語で，2014年1月に英文誌『Journal of Oral & Facial Pain and Headache』の第1号に公表されたTMD（顎関節症）の臨床基準のことです．それ以前には，1992年に公表されたRDC/TMD（Research Diagnostic Criteria for Temporomandibular Disorders）という研究用のTMD診断基準が存在しており，DC/TMDはその改訂版となるものです．

DC/TMD，RDC/TMDともに，構造化された問診票，診察，検査，各病態の診断基準が準備されていて，生物心理社会学的モデル（bio-psychosocial model）に基づく2軸診断システム（Ⅰ軸：身体的評価；Ⅱ軸：社会心理学的評価）を有しています．

厳密に規格化・標準化された詳細なプロトコールに従ってDC/TMDを実施することで，もっとも頻度の高いTMDについて，信頼性と妥当性が検証された診断基準に基づいて診断することができるとされています．

現在，このDC/TMDが世界標準のTMD診断基準となっており，日本の顎関節治療の専門家の間でも，この基準に沿って診断を行うことが推奨されています．

2-4）画像検査

次に，顎関節症のスクリーニングとしてパノラマエックス線写真（図9, 10）および4分割パノラマエックス線写真（図11）を撮影します．通常のパノラマエックス線写真は咬合位あるいは切端咬合位で撮影するため，側頭骨と下顎頭は重複することがあり，下顎頭外形（表面）の詳細な診断は困難となります．

一方，4分割パノラマエックス線写真は，下顎頭に対するエックス線の入射方向がほぼ真横となり，側面像が得られるように装置の軌道が修正され，さらに咬合位と最大開口位で撮影するため，最大開口位では側頭骨と下顎頭の重複が少なくなり下顎頭外形の診断に有効です．また，最大開口位での下顎頭の滑走状況がわかります．さらに，より詳しい検査として，硬組織検査としてCT（図12）の撮影や，関節円板などの軟組織検査のためにMRI（図13, 14）を撮像することもあります．

パノラマエックス線写真（正常像）

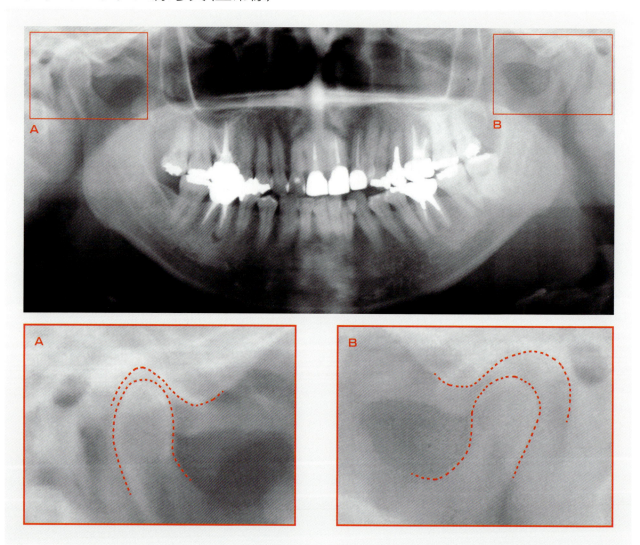

図9 正常な顎関節部のパノラマエックス線．切端咬合位で撮影されたパノラマエックス線では下顎頭が前方に移動して外形が見やすくなる．また，下顎頭の前方移動量のスクリーニング検査として用いることができ，本例では左側が前方移動しているのに対して，右側はほぼ移動していないことが判る．両側下顎頭の外形は丸みを帯びており，連続性を保った均一で曲線的な皮質骨像で輪郭されていて変形像は認められない．

パノラマエックス線写真（変形像）

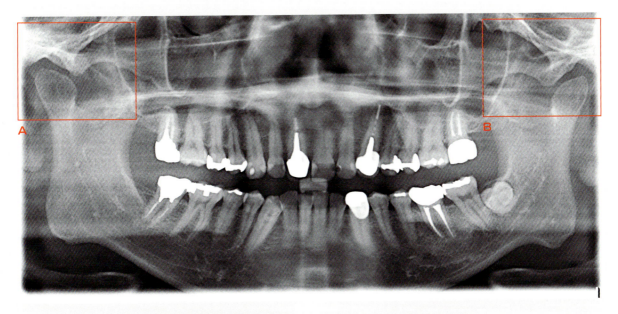

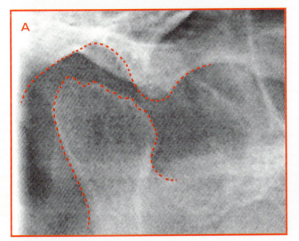
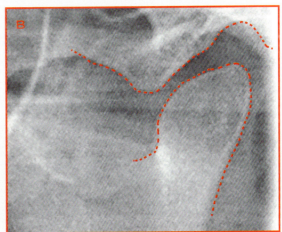

図10 下顎頭の変形を認めるパノラマエックス線．右側下顎頭は皮質骨の連続性は保たれているが，上縁に骨表面の粗造性と扁平化が認められ，均一で曲線的な皮質骨の輪郭に欠け，変形性顎関節症と診断される．左側下顎頭は曲線的であるが前縁に扁平化が認められ，変形性ではなくリモデリングと診断される．

パノラマエックス線写真とパノラマ顎関節撮影（4分割法）

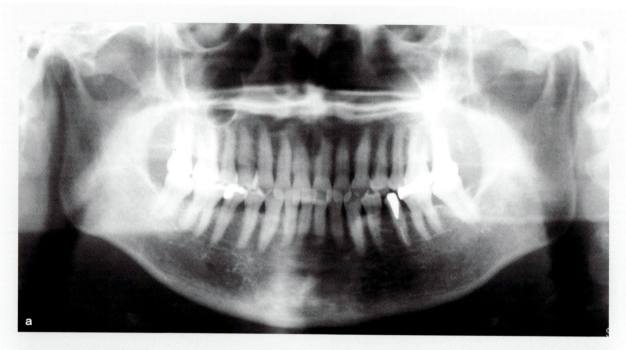

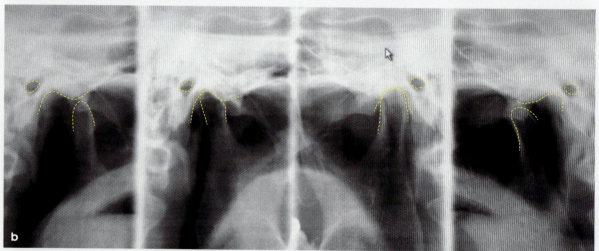

図11a, b 通常のパノラマエックス線像は咬合位あるいは切端咬合位で撮影するため，側頭骨と下顎頭は重複することがあり，下顎頭外形（表面）の詳細な診断は困難である．一方，パノラマ4分割撮影は下顎頭に対するエックス線の入射方向がほぼ真横となり，側面像が得られるように装置の軌道が修正され，さらに咬合位と最大開口位で撮影するため，最大開口位では側頭骨と下顎頭の重複が少なくなり，下顎頭外形の診断に有効である．また，最大開口位での下顎頭の滑走状況も確認できる（写真提供：小見山道先生）．

CT

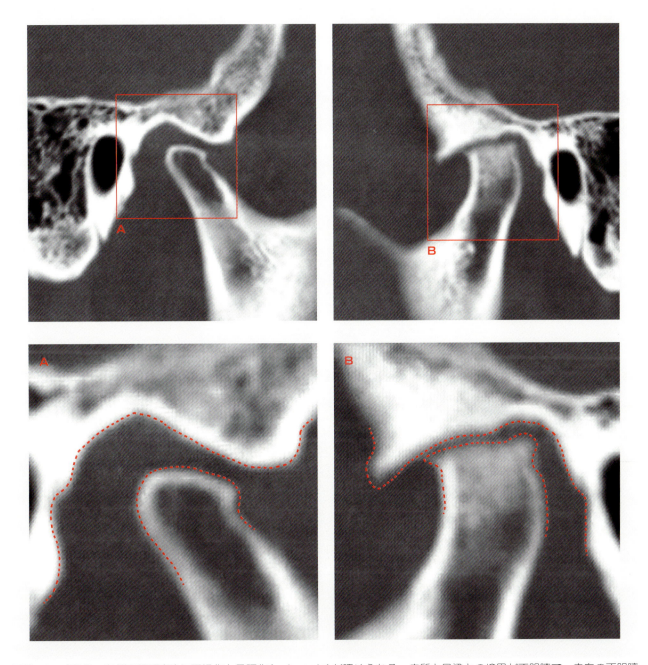

図12a, b CT像. 左側下顎頭（**B**）に平坦化と骨硬化（sclerosis）が認められる. 皮質と骨梁との境界が不明瞭で，走向の不明瞭な骨梁が下顎頭全体に分布する異常像である. 左右とも前縁には鋭角な突出（骨棘）も認められる（写真提供：小見山道先生）.

MRI

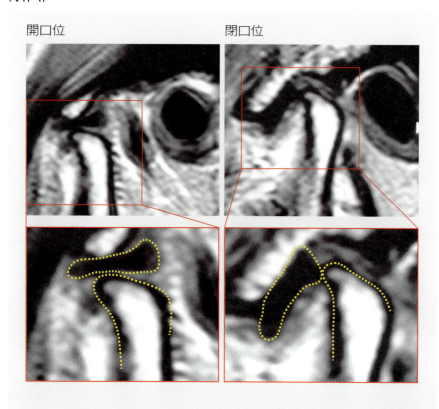

図13 閉口時には下顎頭の前方に転位した関節円板が描出されている．開口時，下顎頭は十分に前方に滑走し，関節円板は下顎頭の上方に復位した状態になっている．復位をともなう関節円板前方転位と診断される（写真提供：小見山道先生）．

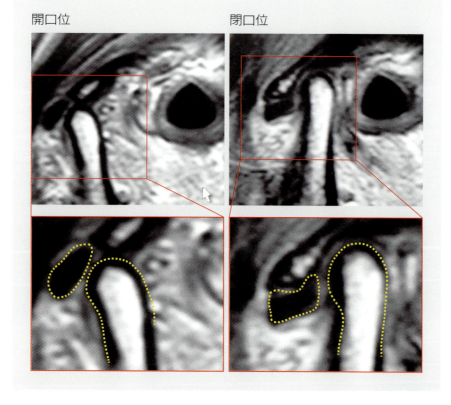

図14 閉口時には下顎頭の前方に転位した関節円板が描出されている．開口時，下顎頭は十分に前方に滑走しておらず，関節円板は下顎頭のさらに前方に位置している．関節円板は転位したままで復位していない状態にある．以上より，復位をともなわない関節円板転位と診断される．閉口時，下顎頭の前方，転位した関節円板の上方の上関節腔に白い高信号を呈する滑液が認められ，開口時には下顎頭の上方に移動している（写真提供：小見山道先生）．

LEARN MORE　顎関節症の詳しい検査について

　顎関節症の問診，診察，検査，各病態の診断は，先に述べたDC/TMD（知っておきたい用語解説③参照）に準拠して行うことが，世界標準となっています．
　表Aは，そのDC/TMDに準拠したTMDの検査表です．顎関節症の全体像を把握するには，本稿の問診・検査で解説した事項に加えて**表A**内にある項目についてさらなる検査を行い，下記の表を埋める必要があります．
　これらのうち，本稿のテーマである「アゴの痛み」に関連するものを表内に赤字で示し，以下それぞれの検査の意図を示します．
①最大開口量測定：症状の変化が把握できる．
②自力運動時痛：自分の痛みを再現してもらう．
③滑走障害：関節痛があると痛みにより滑走が制限される．
④筋圧痛：側頭筋，咬筋に加えて，胸鎖乳突筋，僧帽筋などの後頸部筋圧痛を検査．
⑤アゴの緊張度：アゴのこわばりを確認
⑥茎状突起圧痛：歯ぎしりを疑う所見．
⑦関節圧痛：〔38ページ2-1）を参照〕
⑧誘発試験：〔40ページ LEARN MORE を参照〕

表A　TMD検査表

無痛最大開口量　　mm　　自力最大開口量　　mm　　強制最大開口量　　mm

筋症状項目		右側	左側	顎関節痛，咀嚼筋痛		右側	左側
緊張型頭痛				自力運動時痛	下顎前方運動		
頭部屈曲痛					下顎右側方運動		
頸部運動障害					下顎左側方運動		
筋圧痛	側頭筋				噛みしめ		
	咬筋				開口		
	咬筋関連痛			関節症状項目		右側	左側
	胸鎖乳突筋			誘発試験	牽引		
	僧帽筋				圧迫		
アゴの緊張度		アゴのこわばり 舌圧痕		関節圧痛			
				関節雑音			
茎状突起圧痛				滑走障害			

3. この症状でこの病態が起こった理由を説明しよう（診断・確定）

診断内容
3-1）顎関節痛の原因と病態
3-2）咀嚼筋痛の原因と病態
3-3）顎関節痛と咀嚼筋痛が重複している場合

ここでは，検査の結果から判明したアゴの痛みの病態について，患者さんに説明していきます．患者さんは，自身が抱える痛みの病態が明らかになることで安心感が得られます．そのため，患者さんに痛みの病態をうまく説明し，理解してもらうことは非常に重要です（図15）．

3-1）顎関節痛の原因と病態

なぜ顎関節痛が生じたのか？

顎関節痛は，顎関節周囲の滑膜や靱帯に機械的に過剰な力（機械的負荷）がかかって炎症が生じ，その炎症部を下顎頭が動いて圧迫，刺激することで生じます（図16）．

たとえば，大きく開口すると下顎頭は前方に動き，前方で炎症を生じている関節腔周囲の滑膜を圧迫して痛みが出たりします（図16a）．また，下顎頭が前方に動き，関節についている靱帯が伸展し，炎症の部分が刺激されて痛みが生じたりもします（図16b）．

さらに，たとえば左のアゴの関節腔後方の組織に炎症がある場合，アゴを左に動かすと，下顎頭は後方に動き，その炎症部を圧迫して痛みが生じます（図16c）．

以上を踏まえて，検査の結果，顎関節痛が疑われた患者さんにはまず，

「検査の結果，顎関節を押したり，下アゴを動かしたりして顎関節に痛みが出たことから，顎関節痛があると診断しました」

と説明しましょう．そのうえで，

「顎関節痛は，関節周囲の滑膜という組織や靱帯に過剰な力がかかって炎症を生じ，その炎症部が刺激されて生じています」

と説明するとよいでしょう．

痛みの病態を理解してもらおう！

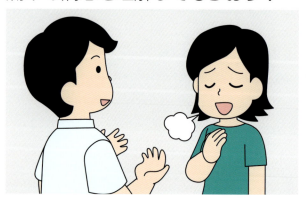

図15 患者さんに痛みの病態を説明することで，自身が抱える痛みの病態が明らかとなり安心感が得られます．

なぜ顎関節痛が生じたのか？

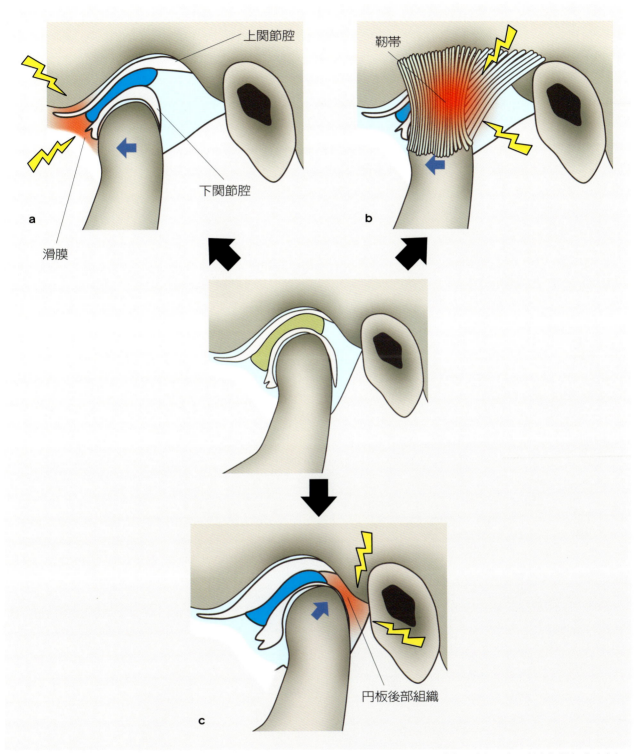

図16 大きく開口すると下顎頭は前方に動き，前方で炎症が生じている関節腔周囲の滑膜を圧迫して痛みが出たりします（**a**）．また，下顎頭が前方に動き，関節についている靱帯が伸展し，炎症の部分を刺激して痛みが生じたりもします（**b**）．さらに，左のアゴの関節腔後方の組織に炎症がある場合，アゴを左に動かすと，下顎頭は後方に動き，その炎症を圧迫して痛みが生じます（**c**）．

何が，炎症を生じさせるのか？

では，顎関節周囲の組織に炎症を生じさせる力とは，何なのでしょうか？　その可能性がもっとも高いのが歯ぎしりです．

なぜなら，歯ぎしりはギリギリと音がするくらいに力を入れて上下の歯をすり合わせて下アゴを大きく動かし，下顎頭が前方に滑走したり，後方に押し込まれたりするからです．そして，この歯ぎしりによる下顎頭の動きは，通常の咀嚼運動における動きの範囲を超える異常なもので，この異常な動きが顎関節周囲の組織を繰り返し刺激し，炎症が生じると考えられるのです．とくに下顎頭が前方に動く際は，下顎頭は付着する筋肉や靱帯の抵抗を受けながら，これらを引き伸ばしながら動くことになるため，その反力として関節に押しつけられ前方の滑膜を挟んで圧力がかかることから，関節前方に炎症が生じやすくなります．

患者さんが歯ぎしりをしているか否かは，患者さんに"家族に歯ぎしりを指摘されたことがないか"や"起床時にアゴに痛みがないか"の有無を聞いたり，あるいは視診で犬歯とその前後の歯に著明な咬耗が見られた場合，さらに圧痛検査で茎状突起に痛みを訴えるようであれば疑われます（**図17**）．

そこで，歯ぎしりが顎関節痛の原因であると疑われる患者さんには，

「あなたの場合，歯ぎしりの過剰な力が顎関節に繰り返し負荷をかけて刺激し，炎症が生じたと考えられます」

と説明しましょう．

さらに，偏咀嚼癖がある場合も，顎関節周囲組織に炎症を生じさせる原因の1つだと考えられます．これは，偏咀嚼側の筋肉を機能的に肥大させ，通常よりも大きな咀嚼力を生んで，その力が顎関節周囲組織に負荷をかけるためです．そのため，偏咀嚼癖の有無を口腔内検査や問診等で診ることも重要になります．

顎関節痛の主原因（歯ぎしり）

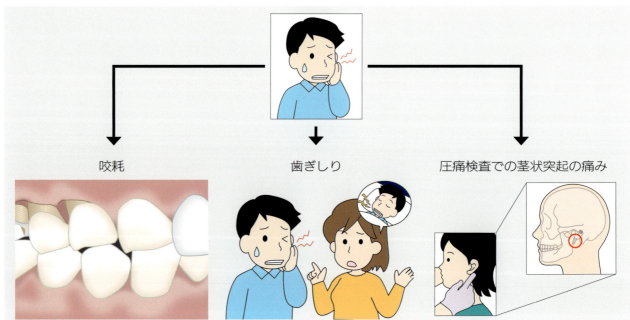

図17　顎関節痛の原因として，その可能性がもっとも高いと考えられているのが歯ぎしりです．家族に歯ぎしりを指摘されたことがある場合や，歯に著明な咬耗が見られたり，圧痛検査で茎状突起に痛みがある場合は，歯ぎしりが顎関節痛の原因として疑われます．

3-2）咀嚼筋痛の原因と病態

なぜ，咀嚼筋痛が生じたのか？

咀嚼筋痛の発症メカニズムには不明な点が多いのですが，運動後に生じるいわゆる筋肉痛は，伸張性収縮（筋肉が縮もうと力を発揮しながら引き伸ばされている状態）をともなう運動が原因となって生じる遅発性筋痛（数時間～数日後に筋肉に感じられる痛み）であるといわれています．

しかしながら，アゴの筋肉（咀嚼筋）においては，伸張性収縮をするような動き（閉口筋を収縮させながら口を開けて閉口筋を引き伸ばす動き）はありません．そのようなことから，顎関節症で認められる咀嚼筋痛は，その原因を伸張性収縮とすることは否定的で，その痛みは筋・筋膜痛（知っておきたい用語解説④参照）によるものと考えられています．

咀嚼筋痛の原因は，エネルギー危機（知っておきたい用語解説⑤参照）により筋の一部に発痛物質が溜まり生じると考えられています（**図18**）．そしてそのエネルギー危機は，過剰な筋活動によって生じるといわれています．以上を踏まえて，検査の結果，咀嚼筋痛が疑われた患者さんにはまず，

「検査の結果，頰の咬筋やこめかみの側頭筋を押して痛みが出ましたので，咀嚼筋痛が生じていると診断しました」

と説明しましょう．そのうえで，

「その痛みは，筋肉の過剰な活動でその一部にエネルギーが不足し，そこに痛みを出す物質が溜まって生じています」

と説明するとよいでしょう．

咀嚼筋痛の原因ってなに？

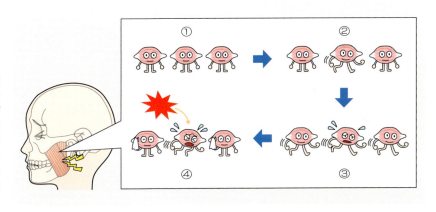

図18 咀嚼筋痛の原因は，エネルギー危機により筋の一部に発痛物質が溜まるためと考えられている．咀嚼筋は筋全体が休んでいる状態（①）から，まず一部が動き始める（②）．そこから徐々に周りの筋が活動し始め（③），筋の活動を止めるときには一番最初に活動し始めた筋が最後まで活動しており，その部分に発痛物質が溜まると考えられている（④）．

知っておきたい用語解説④
筋・筋膜痛

顎関節症の筋痛は最近の国際的分類によると局所筋痛と筋・筋膜痛に分けられる．局所筋痛は筋に過剰負荷をかけて24～48時間後に生ずる遅発筋痛に類似していて，比較的に治りやすい．
一方，筋・筋膜痛は慢性化することが多く難治で，顎関節症の臨床においてもっとも頻度が高く，治療対象となる病態である．筋・筋膜痛の診断基準として，TravellとSimonsは，筋の中に触知される硬いバンド様の"硬結"が存在すること，そのなかに圧迫による特異的なパターンで関連痛が発生するトリガーポイント（TP）が存在すること，さらにはこの硬結を刺激すると局所的に筋が収縮することを挙げている．トリガーポイントの発症メカニズムとして，上記のエネルギー危機説が提案されている．

3章 患者さんの訴えの種類に応じた問診・説明をしよう！

何が，筋の活動を過剰にさせるのか？

では，何が筋の活動を過剰にさせるかといえば，その主な原因は，日中や就寝中の"歯の噛みしめ，くいしばり"です（図19）．さらに，偏咀嚼癖があると偏咀嚼側の筋活動が過剰となり，咀嚼筋痛が生じると考えられています（図19）．また，つねに肩に力が入っている人，ストレスを感じやすい人，起床時に筋肉のこわばりがある人（睡眠障害）なども，咀嚼筋痛を有することが多いようです．さらに咀嚼筋痛は，緊張型頭痛，肩こり，首の緊張などと併発する特徴をもっていることも特筆されます．そこで患者さんには，

「咀嚼筋痛の原因には，日中あるいは就寝中の歯を噛みしめてしまう癖や，片側だけで食べ物を食べてしまう癖が多いようです」

と説明し，再度，患者さんに生活背景や全身の状態などを聞いて，その原因を探ってみましょう．

咀嚼筋痛の主原因（噛みしめ，偏咀嚼）

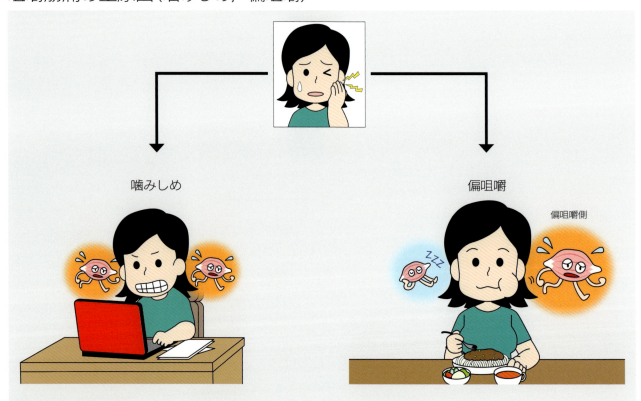

図19 咀嚼筋痛の原因には，日中や就寝中の歯の噛みしめやくいしばり，偏咀嚼が考えられます．

知っておきたい用語解説⑤
エネルギー危機

咀嚼筋は，骨格筋と同様につねに姿勢を維持する役割があり，安静にしている時にも通常のアゴの位置を保つために弱く活動し，持続的に収縮しています．咀嚼筋の活動は不均一で，また筋全体が収縮しているのではなく，ある一部分が一貫して収縮しています．そのため，筋の強い活動が長時間行われると，その部分の血液の流れが悪くなる（虚血状態），すなわちエネルギー不足になることがあり，エネルギー危機とは，このような状態を意味するものです．

3-3) 顎関節痛と咀嚼筋痛が重複している場合

問診や検査の結果，顎関節痛と咀嚼筋痛の両方を併せ持っていると診断された場合，患者さんにはまず，
「検査の結果，顎関節痛と咀嚼筋痛の両方があると診断されました．関節にも筋肉にも過剰な力がかかっているようですね」

と説明しましょう．そのうえで，これまでに解説してきた顎関節痛と咀嚼筋痛それぞれの原因や発症の理由を説明しましょう．

また，2つの病態が重なっていることで，患者さんが不安になるかもしれませんので，
「顎関節症では，顎関節痛と咀嚼筋痛が重複していることが多く，めずらしいことではありませんよ」
といえば，安心するかと思います．

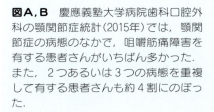 **顎関節症の患者さん，顎関節痛と咀嚼筋痛どちらが多い？**

2013年に日本顎関節学会が公表した『顎関節症の概念』によると，顎関節症は"顎関節や咀嚼筋の疼痛，関節（雑）音，開口障害あるいは顎運動異常を主要症候とする障害の包括的診断名である．その病態は咀嚼筋痛障害，顎関節痛障害，顎関節円板障害および変形性顎関節症である"とされています．

これらの病態のうち，本稿のテーマである顎関節症によるアゴの痛みは，咀嚼筋痛障害（咀嚼筋痛）と顎関節痛障害（顎関節痛）に分類されます．

ここで問題です．顎関節症によるこの2つの痛みのうちで，どちらの患者さんが実際に多いと思いますか？

顎関節症との名前から顎関節痛が多いように思われがちですが，慶應義塾大学病院歯科口腔外科による顎関節症統計（2015年）では，顎関節症の病態のなかで咀嚼筋痛障害がもっとも多いことが報告されています（**図A**，咀嚼筋痛約52％，顎関節痛約23％）．さらに，2つおよび3つの病態が重複している（**図B**）場合も少なくありません．

なお，アゴの痛みは以前は顎関節円板障害や変形性顎関節症によっても生じると考えられていました．しかし，現在では，これらの病態とアゴの痛みが必ずしも関連するわけではないことがわかり，前述の4つの病態を個別に診断することになっています．

図A，B 慶應義塾大学病院歯科口腔外科の顎関節症統計（2015年）では，顎関節症の病態のなかで，咀嚼筋痛障害を有する患者さんがいちばん多かった．また，2つあるいは3つの病態を重複して有する患者さんも約4割にのぼった．

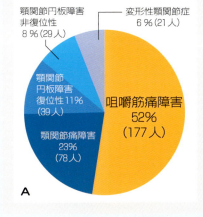
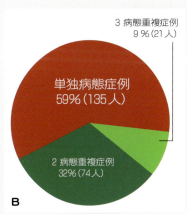

4. 治療法とその進め方を説明しよう（治療・確認）

確認内容
4-1) 顎関節痛の治療
4-2) 咀嚼筋痛の治療
4-3) 顎関節痛と咀嚼筋痛が重複している場合の治療
4-4) 専門医への紹介について

　患者さんはアゴの痛みの病態が明らかになって安心感を得ると同時に，早く治したいと思います．そのため，どのような治療を行うかをうまく説明し理解してもらうことは非常に重要です．とくに，アゴの痛みの治療は，そのほとんどが患者さん自身に実施してもらうセルフケアになるため，その必要性や有効性を十分に理解してもらい，正しく行ってもらえるように説明する必要があります．

4-1) 顎関節痛の治療

顎関節に負荷をかけない

　これまで述べてきたとおり，顎関節痛は顎関節の周囲の滑膜や靱帯に機械的負荷がかかり，その結果，炎症が生じたことによります．そのため，治療には顎関節に負荷をかけないことがいちばん重要です．前述した顎関節痛の主要因である歯ぎしりや，咀嚼筋痛の主原因とした歯の噛みしめなども，炎症のある部分に負荷をかけ炎症を増悪させる可能性があります．

　しかしながら，負荷をかけないようにとアゴをまったく動かさないと咀嚼筋痛が生じることもあり，症状を悪化させる可能性があります．

痛みが出ない程度で開閉口を繰り返す

　そこで勧められるのが，痛みが生じない範囲内でこまめに開閉口を繰り返すことを患者さん自身にしてもらうことです．舌を上顎前歯の口蓋側歯肉に付けて，ゆっくりと開閉口するように指導します．

　顎関節痛は，痛みが生じてからいちばん痛い時期が2週間程度続くものの，比較的改善しやすく，小さい開閉口を繰り返すなどすれば，その後は徐々に軽快していきます．以上を踏まえて，患者さんには，「顎関節痛は発症してから最初の2週間程度は強い痛みが続きます．そのため，アゴに大きな負荷がかからないように注意して生活してください．しかし，アゴをまったく動かさないのも症状を悪化させる可能性があるので，痛みが生じない程度で口を開けたり閉じたりする動作を日常生活のなかでこまめにしてください．そうすれば，顎関節痛は比較的改善しやすい病態ですから自然とよくなると思いますよ」と説明するとよいでしょう．

痛みが強い間は薬の使用も検討

　顎関節痛が生じた当初は炎症が強く，食事の際に痛みで十分に咀嚼ができないこともあります．そのような場合は患者さんに，「痛みが強くて，お食事にも困るほどのようですから，まずは痛み止めを出しますね」といって，前述したセルフケアは後回しとし，消炎薬の内服を勧めましょう（**表4**）．

スプリントの製作・装着

　問診・検査の結果から，顎関節痛の原因が夜間の

歯ぎしりにあると考えられる患者さんや，前述のセルフケアで痛みが改善せず，就寝中の歯ぎしりが疑われる患者さんには，その対策としてスタビリゼーションスプリントを製作し，装着してもらいましょう．なお，歯ぎしり対策を目的としたスプリントは平らのスプリントではなく，即時重合レジンで犬歯（側方）ガイドを付与するため，ハードタイプの材質を用います（**図20**）．

表4 消炎鎮痛薬の処方例

商品名	処方内容
ロキソニン	60mg 3錠，分3毎食後，7日分
ナイキサン	100mg 3〜6錠，分3毎食後，7日分
ボルタレンSR	37.5mg 2カプセル，分2朝食・夕食後，7日分

治療の進め方

①初診時にセルフケアの指導のみをした場合

初診から1〜2週後に再診を行い，患者さんのセルフケアの実施状況および症状の変化を確認します．その後は，症状が改善するまで1〜2週ごとの再診でこれを続けます．症状が改善したら，4週ごとに再診を行い，経過観察を行います．

②初診時に消炎鎮痛薬を処方した場合

初診時は薬の処方のみとし，1週間後に再診して症状の変化を確認します（**表4**）．強い痛みが続いていれば再評価（最初に行った問診や検査の見直し）を行い，必要に応じて，投薬を続行します．痛みが改善して咀嚼に支障がなくなっている場合には，消炎鎮

犬歯（側方）ガイド付きスプリント

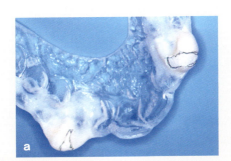

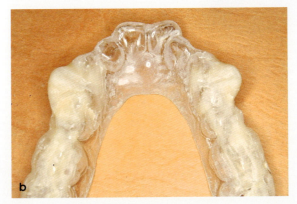

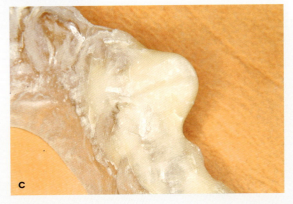

図20a〜c 歯ぎしり対策を目的としたスプリントの例．スプリントの材質にはハードタイプを用い，さらに平らのスプリントではなく，即時重合レジンを築盛して犬歯（側方）ガイドを付与する．これにより，歯ぎしりした時の下顎頭の動きは滑走ではなく回転となり，顎関節部への刺激を可及的に減らすことができる．

痛薬の処方を止めてセルフケアへと移行します．以降は，①と同様です．

③スプリントを装着した場合

スプリントを装着して1週間後に再診し，スプリントの使用状況や装着により為害作用（噛みしめの増悪）が生じていないかを確認します．症状が改善したら4週ごとに再診を行い，経過観察を行います．

4-2）咀嚼筋痛の治療

とにかく筋肉を緊張させない

前述したように，咀嚼筋痛は歯を噛みしめた結果，アゴの筋肉が緊張することが大きな原因ですので，これを予防することが非常に重要です．これにもっとも有効なのは，患者さんに日常生活のなかで意識的に少しでもアゴを動かしてもらうことです（**図21a**）．反対に，負荷をかけないようにとアゴをまったく動かさないのは症状をさらに悪化させます．

また，アゴが緊張している時は，同時に肩も持ち上がって緊張しているので，肩を上下に動かすことも効果的です．

食事の際は痛い側で噛まない

咀嚼筋痛の場合，食事中は痛みが出ないことが多いため，痛い側のアゴを使って食事をして，食後に痛みが出てしまうことがあります．先に述べたとおり偏咀嚼が咀嚼筋痛の原因の1つにあるため，患者さんには，痛い側のアゴでは極力噛まないように意識してもらいます（**図21b**）．また治療中は，弾力性のあるもの，噛み応えあるものの摂取も止めてもらいましょう．

開口ストレッチ

患者さんに行ってもらう開口ストレッチは，咀嚼筋痛を積極的に治すうえで有効です（4章112ページ〔徒手的ストレッチ〕参照）．以上を踏まえて，患者さんには，

「咀嚼筋痛は，アゴの筋肉を緊張させないことが重要です．日常生活のなかで，歯を噛みしめないように気を付けてください．また，アゴの筋肉の緊張を防ぐために，とにかく意識的にこまめにアゴを動かしてみてください．さらに，お食事の際は，痛い側のアゴを使って噛むのは控えましょう．痛みをとるには，お口のストレッチをするのが効果的ですよ」
と説明するとよいでしょう．

治療の進め方

初診時にセルフケアを説明した1～2週後にその実施状況の確認します．その際，とくに開口ストレッチを指導したとおりに実施しているかどうかを確認し，忘れていたり，誤って理解している場合は再度指導し直します．その後は，症状が改善するまでは2～4週ごとに，改善後は4週ごとに再診を行い，経過観察を行います．

咀嚼筋痛の対策

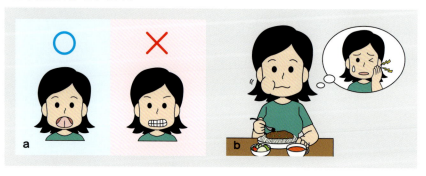

図21 咀嚼筋痛は歯をかみしめた結果，アゴの筋肉が緊張することが大きな原因となるので，日常生活のなかで気づいたら舌で口蓋を舐めるなどしてもらい，アゴを動かして緊張を緩めてもらうことが重要となる（**a**）．また，咀嚼筋痛の場合，食事中は痛みが出ないことが多いが，痛い側のアゴでは極力噛まないように意識してもらうようにする（**b**）．

改善しなければ専門家に紹介

咀嚼筋痛の多くは，噛みしめを止め，開口ストレッチを行うことで改善します．しかし，セルフケアで改善しない場合には，専門的な治療が必要です．超音波を併用してストレッチを行う治療や，トリガーポイント注射といわれる治療などを診療室で行います．さらに，アゴの痛みは睡眠障害（熟睡できない，途中覚醒する），気分障害，ストレス，心理・精神的状況などとも関連しているといわれています．そのため，経過が思わしくなければ，患者さんに専門医に診てもらうことを勧めましょう．

4-3）顎関節痛と咀嚼筋痛が重複している場合の治療

最初に述べたように，アゴの痛みを訴える患者さんは，顎関節痛と咀嚼筋痛の両方をもっていることが少なくありません．その両方に有効な治療として，歯ぎしりや噛みしめなどを防ぎ，アゴの関節や筋肉に負担をかけないことが非常に重要になります．

しかし，それ以外の顎関節痛と咀嚼筋痛の治療は同時に進めることはできないため，まず最初に顎関節痛の治療から行います．咀嚼筋痛よりも顎関節痛の治療を先に行う理由は，顎関節が痛いと口を大きく開けることができず，咀嚼筋痛の治療として行うストレッチなどの運動療法が行えないためです．そこで患者さんには，

「関節にも筋肉にも過剰な力がかかっているようですから，まずは日常生活のなかで歯ぎしりや噛みしめなどに気を付けてください」

としたうえで，

「最初に顎関節痛の治療を行います」

として，前述した"顎関節痛の治療"を説明しましょう．そうしてアゴを動かしても痛みが出ないようになったら，今度は前述した筋肉痛の治療を行ってい

顎関節痛と咀嚼筋痛が重複している場合の治療の進め方

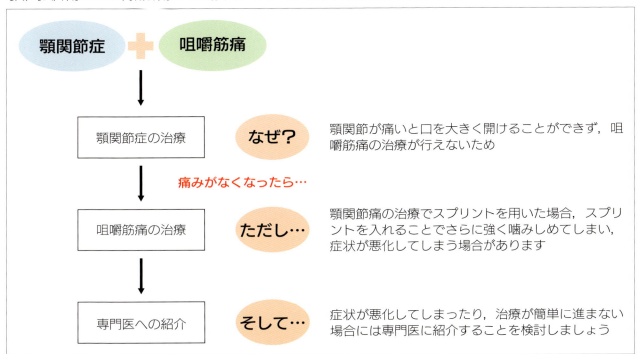

図22　顎関節痛と咀嚼筋痛が重複している場合は，はじめに顎関節痛の治療を行い，口を大きく開けられるようになったら咀嚼筋痛の治療へと進む．症状が悪化したり，治療が簡単に進まない場合は専門医への紹介を検討する．

きます.

　ただし，顎関節痛の治療を最初に行い，その歯ぎしり対策としてスプリントを用いた場合，スプリントを入れることでさらに強く噛みしめてしまい，顎関節痛，咀嚼筋痛の症状が増悪してしまうことがあります．この場合，その原因には非常に複雑な因子が絡んでおり，治療が簡単には進まないことも多いため，状況を見ながら専門医に紹介することを検討します（図22）．

4-4）専門医への紹介について

　顎関節痛，咀嚼筋痛の治療では，顎関節治療の専門医へ患者さんを紹介することを考えたほうがよい場合があります．治療の各場面で生じた問題ごとに，専門医へ紹介するべきケースを図23に列挙します.

　いずれにしても，自分では対応できない，あるいは症状を改善することができないと判断した場合には，早期に判断して，しかるべき専門医に紹介，治療依頼することが重要です．

　そして患者さんには，図中①の場合は術者に顎関節症の治療経験がないことを，②・③の場合は症状がはっきりと把握できないことを説明し，専門医に診てもらう必要があると説明しましょう．

　④～⑧の場合は，治療はしたものの経過が思わしくないので専門医に治療してもらう必要があると説明してください．

　専門医に紹介状を書く際は，紹介元で行った治療の詳細を盛り込み，またスプリントを製作した場合は，患者さんに専門医のもとに持参してもらうようにしましょう．

専門医へ紹介するべきケース

①顎関節症の治療をしたことがない．
②顎関節症の検査をしたが，患者さんの訴える痛みを見つけることができない場合．
③患者さんの主訴の痛みではない痛みが見つかり，その痛みの病態が理解できない場合．
④顎関節痛，咀嚼筋痛についてできる限りの治療を行ったが，一定の経過を経ても改善しない場合．
⑤顎関節痛治療としてスプリントを装着してもらったが改善しない場合．
⑥睡眠時のスプリントが気になって装着できない場合．
⑦顎関節痛治療としてのスプリント装着により，併発する咀嚼筋痛が増悪した場合．
⑧咀嚼筋痛に対して，セルフケアの指導を行ったが，アドヒアランスが悪くて実行してもらえず，症状が改善しない場合．

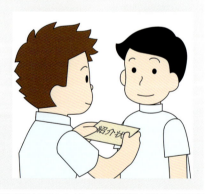

図23　検査の結果，顎関節症の疑いがあると診断したところから顎関節症の検査，診断を進めていくが，病態診断がうまくできない場合，さらに顎関節症の病態診断をして治療を始めたがさまざまな問題により経過が思わしくない場合など，①～⑧に該当し，このまま自院で治療を進めることは好ましくないと思われた場合には専門医に紹介することが推奨されます.

参考文献

1. Okeson JP. Management of Temporomandibular Disorders and Occlusion. 8 th Edition. Missouri：Mosby, 2019.
2. Janet G, Travell, David G, Simons. Myofascial Pain and Dysfunction：The Trigger Point Manual. Philadelphia：Williams & Wilkins, 2nd 1999.
3. International Network for Orofacial pain & Related disorders Methodology. 顎関節症の診断基準(DC-TMD). www.RDC-TMDinternational.org(2019年8月20日アクセス)
4. Lövgren A, Visscher CM, Alstergren P, Lobbezoo F, Häggman-Henrikson B, Wänman A. The outcome of a temporomandibular joint compression test for the diagnosis of arthralgia is confounded by concurrent myalgia. Clin Oral Investig 2019.
5. Kumazaki Y, Kawakami S, Hirata A, Oki K, Minagi S. Ipsilateral Molar Clenching Induces Less Pain and Discomfort than Contralateral Molar Clenching in Patients with Unilateral Anterior Disc Displacement of the Temporomandibular Joint. J Oral Facial Pain Headache Summer 2016；30(3)：241-248.

3章 患者さんの訴えの種類に応じた問診・説明をしよう！

患者さんの訴え その2
「口が開かない」

執筆：西山　暁／馬場一美*
東京医科歯科大学口腔顔面痛制御学分野
*昭和大学歯科補綴学講座

1. 患者さんに何を聞く？（問診）

問診内容
1-1）口が開かないのはいつですか？
1-2）どうして口が開けられないのですか？
1-3）どの程度，口が開かないのでしょうか？　開かないことにより，何がお困りでしょうか？

　本稿では，患者さんが「口が開かない」，すなわち開口障害を訴え，歯科医院に来院した場合の対応について解説をしていきます．その問診では，上記の3つを患者さんに聞いていきますが，その前に2章（24ページ）にあるように，「口が開かない」という症状は，病態としては顎関節症の4つの病態分類のなかで咀嚼筋痛障害（Ⅰ型），顎関節痛障害（Ⅱ型），顎関節円板障害（Ⅲ型）の復位性，顎関節円板障害（Ⅲ型）の非復位性のいずれかになるということを再度，認識しておきましょう．

1-1）口が開かないのはいつですか？

　患者さんが「口が開かない」と訴え歯科医院に来院した場合，まず，①開口障害がいつ始まり，②それがどの程度の頻度で起こるのか，③どの程度継続し，④現在の状況はどうなのかを聞く必要があります．
　そのうえで，来院時には口が開けられるが，ときどき開かなくなるという場合と，口が開かない状態で来院する場合があり，それぞれ次のことを患者さんに聞く必要があります（図1）．

来院時には口が開けられるが，ときどき開かなくなる場合
「どんな時に開かなくなりますか？」（発生要因）
「開かなくなるのは1日に（週に，月に）何回程度ですか？」（発生頻度）
「開かない状態はどのくらい続きますか？」（持続時間）
「何をすると開くようになりますか？」（改善要因）
　また，関節雑音の有無についても聞いておく必要があります．普段は音が鳴っているのか，口が開かなくなった際には音が消失したか，開くようになる際に"ガクッ"という音をともなったかなどを確認します．**図2**に質問・回答例を示します．

口が開かない状態で来院する場合
　口が開かない状態で来院した場合は，それがいつから続いているのかを確認します．
「いつから口が開かなくなりましたか？」（症状経過）
　この問いに対して，急に開かなくなったという答えが返ってきた際には，そのタイミングについて質問します．
「開かなくなったのはどんな時でしたか？　起床時ですか？」

「開かなくなったのはどんな時でしたか？ 食事中ですか？」
「それ以外の場合は，どんな時でしたか？」

また，徐々に開かなくなってきている場合，痛みの有無について，また，痛みがある場合には強くなっているのか，それとも痛み自体は変らないのかについても確認します．**図3**に質問・回答例を示します．

「口が開かない」という患者さんに最初に聞くこと

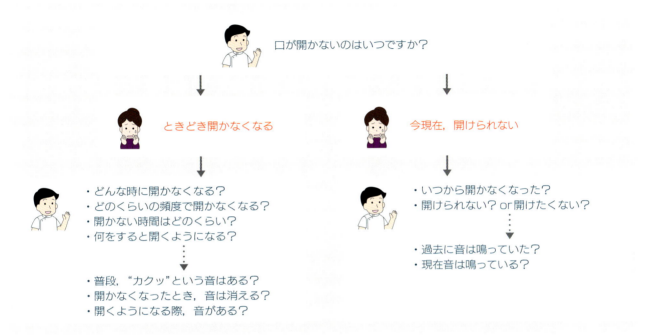

図1 「口が開かない」という患者さんが来院した場合，現在の状態，すなわち，「（来院時には口が開けられるが）ときどき開かなくなる」のか，それとも「今現在，開けられない」のかを聞いて，それぞれの状況に応じて図内の事項を聞いていく．

来院時は口が開けられるが，ときどき開かなくなる患者さんへの質問・回答例

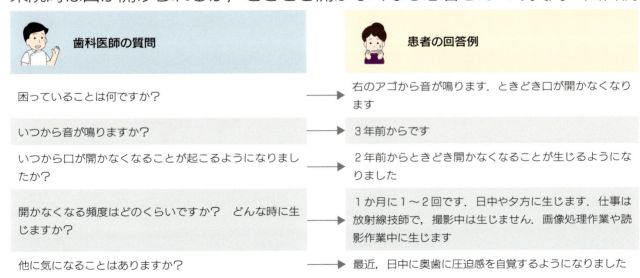

図2 来院時は口が開けられるが，ときどき開かなくなる患者さんへの質問・回答例．

口が開かない状態で来院する患者さんへの質問・回答例

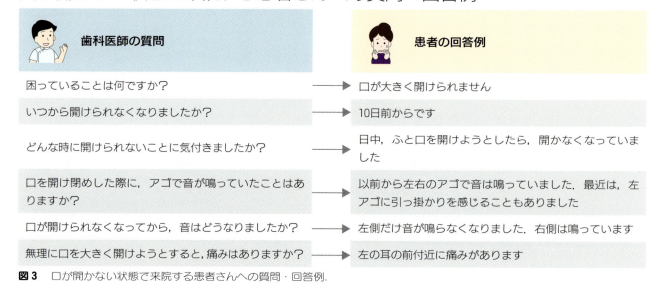

図3 口が開かない状態で来院する患者さんへの質問・回答例.

1-2）どうして口が開けられないのですか？

口が大きく開かない状態が続いている場合，以下の2つの理由が考えられます（**図4**）．
①痛みが強過ぎる，あるいは顎関節部が物理的に引っかかっていて，開けたい気持ちはあるのに"開けられない"．
②痛みが生じることに対する怖さや不安，関節部で雑音が鳴ることへの不快感や不安感，あるいは歯科医師に大きく口を開けないようにいわれた経験などにより，そもそも"開けようとしない"．

患者さんがこの2つのいずれの状態なのか，以下の質問で確認します．
「がんばっても，口が大きく開かないのですか？」
「がんばれば開けられるが，大きく開けるのが怖いですか？」
後者の質問に対する答えが「はい」である場合は，"開けようとしない"理由についても聞いておく必要があります．**図5**に質問・回答例を示します．

患者さんが口を大きく"開けられない"2つの理由

理由1	理由2
・痛みが強いから ・ひっかかっているから ・こわばっているから	・痛くなるのが怖いから ・音が鳴るのが怖いから ・大きく開けないようにいわれたから

図4 「口を大きく開けられない」という患者さんには，2つの理由が考えられる．

患者さんの訴え その2「口が開かない」

「どうして口が開けられないのか？」，その質問・回答例

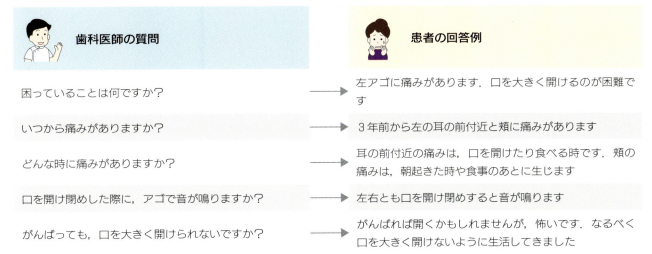

図5 「どうして口が開けられないのか？」，その質問・回答例．

1-3) どの程度，口が開かないのでしょうか？　開かないことにより，何がお困りでしょうか？

　口が開かないといっても，その感じ方は人により異なります．大きなあくびができないことを"開かない"と表現する人，握り寿司がそのまま口に入らないことを"開かない"と表現する人もいます．あるいはスプーンが口に入らない状態を"開かない"という患者さんもいます．そのため，何ができなくて口が開かないと感じているのかについて確認することが大切です（**図6**）．

　また，口が大きく開けられなくなると，日常生活においてさまざまな困りごとが生じてきます．これらは直接的にはアゴの機能に関する問題ですが，その影響で不安になったり気分が落ち込んだりと，心理社会的にも問題を生じるようになってきます．すなわち，患者さんにとってのQOL（知っておきたい用語解説⑥参照）が低下してくるわけです．

　一般に疾患に対応したQOLの低下は，疾患別に用意された質問表により評価することができます（ LEARN MORE 参照）．

「口が開かない」の意味は人それぞれ！

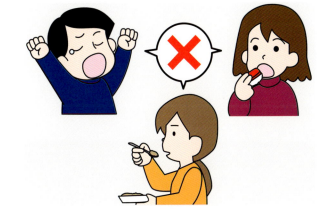

図6 何ができなくて「口が開かない」と感じているのかについて，患者さんに確認することが大切！

LEARN MORE　顎関節症患者のQOLを調べる質問票

顎関節症患者のQOLを調べる質問票はいくつかありますが、そのなかの1つを図Aに示します[1]．この質問票における項目①〜⑧は、顎関節症症状があることによってどのくらい機能的な問題があるのかを確認する内容になっています．また、項目⑨〜⑯は顎関節症症状があることによって、どのくらい心理社会的な問題があるのかを確認しています．

この質問票に対する回答を評価することによって、患者さんにとって機能的な障害が大きな問題なのか、心理社会的障害が大きいのか、それとも両方とも大きいのかを把握することが可能となります（図B）．

同じ病態であっても、患者さんによって捉え方は異なるので、こういった質問票を活用し、患者さんの抱える問題点を理解することは、治療方針を決定するうえでも重要です．

顎関節症患者のQOL評価シート

過去1か月間に、顎の不調により次のようなことがありましたか？ いちばんよくあてはまるものに○印をつけて下さい	まったくない	ほとんどない	ときどきある	よくある	いつもある	
①ワカメ、レタスなどの薄い食品をすりつぶせない	0	1	2	3	4	機能的障害
②あくびをすることが困難	0	1	2	3	4	
③朝起きたときに、顎の痛みやこわばりを感じる	0	1	2	3	4	
④食事を中断しなければならなかった	0	1	2	3	4	
⑤食べ物が噛みづらかった	0	1	2	3	4	
⑥特定の食品を避けなければならなかった	0	1	2	3	4	
⑦口の中につらい痛みを感じた	0	1	2	3	4	
⑧入れ歯やかぶせ物が、きちんと合っていないと感じた	0	1	2	3	4	
⑨頭痛がした	0	1	2	3	4	心理社会的障害
⑩悩んだり不安を感じたりした	0	1	2	3	4	
⑪気が張り詰めたり、緊張したりした	0	1	2	3	4	
⑫リラックスできなかった	0	1	2	3	4	
⑬物事に集中できなかった	0	1	2	3	4	
⑭ゆううつになった	0	1	2	3	4	
⑮夜、ふとんに入ってすぐに眠れない	0	1	2	3	4	
⑯睡眠中、途中に目覚めてしまう	0	1	2	3	4	
総得点：平均26.5±11.1	機能的障害得点（項目①〜⑧）：平均14.1±6.1					
	心理社会的障害得点（項目⑨〜⑯）：平均12.4±6.7					

図A 顎関節症患者のQOL評価シート（参考文献1より引用、改変）．①〜⑧は顎関節症症状があることによってどのくらい機能的な問題があるのかを確認する内容、⑨〜⑯は顎関節症症状があることによって、どのくらい心理社会的な問題があるのかを確認するもの（平均得点は顎関節症患者に対するもの）．

知っておきたい用語解説⑥
QOL（生活の質）

日本顎関節学会学術用語集（クインテッセンス出版，2017年）では、QOLとは"1人ひとりの人生の内容の質や社会的にみた生活の質のことを示す指標．ある人がどれだけ人間らしい生活や自分らしい生活をおくり、人生に幸福を見出しているか、ということを尺度としてとらえる概念"とされています．

患者の評価を重視した患者立脚型医療を行ううえで重要なアウトカム（評価項目）とされています．

顎関節症患者のQOL評価シート回答例

過去1か月間に，顎の不調により次のようなことがありましたか？ いちばんよくあてはまるものに○印をつけて下さい	まったくない	ほとんどない	ときどきある	よくある	いつもある	
①ワカメ，レタスなどの薄い食品をすりつぶせない	⓪	1	2	3	4	機能的障害
②あくびをすることが困難	0	1	2	3	④	
③朝起きたときに，顎の痛みやこわばりを感じる	0	1	2	③	4	
④食事を中断しなければならなかった	⓪	1	2	3	4	
⑤食べ物が噛みづらかった	0	1	2	③	4	
⑥特定の食品を避けなければならなかった	0	①	2	3	4	
⑦口の中につらい痛みを感じた	0	1	②	3	4	
⑧入れ歯やかぶせ物が，きちんと合っていないと感じた	⓪	1	2	3	4	
⑨頭痛がした	⓪	1	2	3	4	心理社会的障害
⑩悩んだり不安を感じたりした	0	①	2	3	4	
⑪気が張り詰めたり，緊張したりした	0	①	2	3	4	
⑫リラックスできなかった	0	①	2	3	4	
⑬物事に集中できなかった	0	①	2	3	4	
⑭ゆううつになった	0	①	2	3	4	
⑮夜，ふとんに入ってすぐに眠れない	⓪	1	2	3	4	
⑯睡眠中，途中に目覚めてしまう	⓪	1	2	3	4	
総得点：18	機能的障害得点（項目①～⑧）：13					
	心理社会的障害得点（項目⑨～⑯）：5					

図B 顎関節症患者のQOL評価シートの回答例．機能的な障害は感じているが，心理社会的な障害は大きくないことがわかる．

2. 患者さんに何をするのかを説明しよう！（検査・検査法）

検査内容
2-1）本当はどこまで開けられるのか？
2-2）開口路はまっすぐか？　左右方向，前方への動きはどのくらいか？
2-3）下顎頭はきちんと動いているのか？
2-4）画像検査

「口が開かない」と訴える患者さんに，次に行うべきは，上記の4つです．

2-1）本当はどこまで開けられるのか？

口が開かないと訴えている患者さんに対し，実際の開口量がどの程度なのかを確認します．一般的には，上下中切歯の切縁間距離を測定します．

このときに確認する開口量は，①患者さん自身で痛みがなく開けられる最大量（無痛最大開口量），②痛みを我慢しながら患者さん自身が開けられる最大量（有痛最大開口量），③術者による強制開口量（強制最大開口量）の3種類です（**図7**）．患者さんには，それぞれ次のように説明し，測定しましょう．

無痛最大開口量
「痛みを感じない範囲で，あるいは今ある痛みが増さない範囲で，ご自身でできるだけ大きく口を開けてください」

有痛最大開口量
「痛くても，ご自身でできるだけ大きく口を開けてください」

強制最大開量口
強制開口は，痛みをともなう可能性があるため，そのことを事前に患者さんに話したうえで行います．
「私が指を使って，あなたの口をさらに大きく開けられるか試してみます．痛みをともなうことがありますが，がんばってみてください」

強制開口を行うと，徐々に開口量が増加していく場合（5mm以上）は，「痛くて開けられない」という状態であった可能性があります（ソフトエンドフィール，知っておきたい用語解説⑦参照）．

強制開口を行っても，開口量の増加がほとんど見られない場合は，"開けたくても開けられない"可能性があります（ハードエンドフィール，知っておきたい用語解説⑦参照）．

知っておきたい用語解説⑦
エンドフィール：ソフトエンドフィール／ハードエンドフィール

日本顎関節学会学術用語集（クインテッセンス出版，2017年）によると，エンドフィールとは"自力最大開口から強制最大開口へと顎関節を操作したときに感じられる抵抗感の質"と解説されている．また，ソフトエンドフィールは"強制最大開口時に顎関節に感じられる抵抗感が軟らかいさま．自力最大開口量と強制最大開口量の差が大きいときに顎関節に感じられる抵抗感"，ハードエンドフィールは"強制最大開口時に顎関節に感じられる抵抗感が硬いさま．自力最大開口量と強制最大開口量の差が大きいときに顎関節に感じられる抵抗感"とそれぞれ解説されている．

確認すべき3つの開口量

無痛最大開口量：痛みがなく口を開けられる最大量

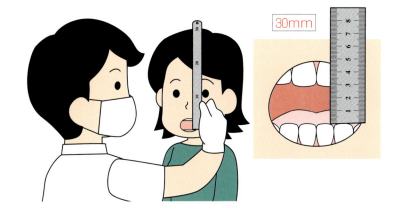

有痛最大開口量：痛みを我慢しながら開けられる最大量

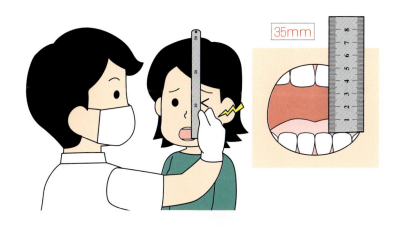

強制最大開口量：術者による強制的な開口による開口量

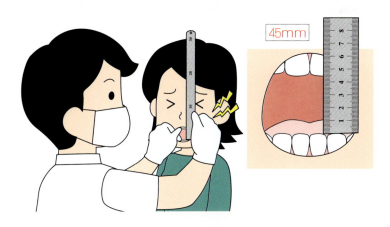

図7 検査では，まず3種類の開口量の測定を行う．

2-2) 開口路はまっすぐか？ 左右方向，前方への動きはどのくらいか？

　下顎頭の動きが制限されている場合，下顎の開口路は，開かない原因のある側（患側）に偏位します（**図8a, b**）．下顎頭の滑走運動が物理的に妨げられているときは，その偏位がより顕著になります（知っておきたい用語解説⑧参照）．

　また，下顎を左右に動かしたり（左右側方運動），下顎を前方に突き出した（前方運動）際の評価も，下顎頭の滑走運動が制限されているかどうかを確認するために必要です．動かない下顎頭（患側）と反対側への側方移動量は小さくなり（**図8c, d**），前方運動路も動かない関節の側（患側）に偏位していきます（**図8e**）．

開口路の偏位と偏心運動の測定

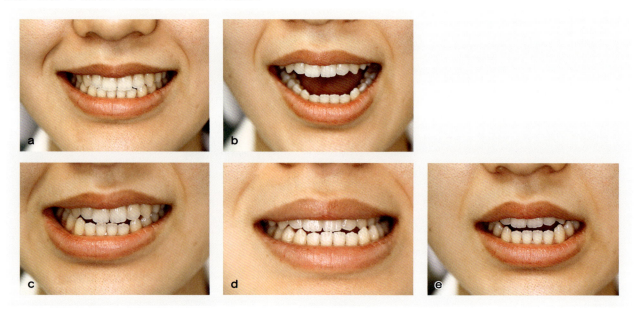

図8 a～e　左顎関節の下顎頭の動きが制限されている場合．**a**：咬頭嵌合位．**b**：開口時に下顎は左側に偏位し，開口量も不足している．**c**：下顎の右側方運動時の移動量が不足している．**d**：下顎の左側方運動時の移動量は十分である．**e**：下顎の前方運動時に，下顎の左偏位がみられる．

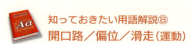
知っておきたい用語解説⑧
開口路／偏位／滑走（運動）

　開口路とは，下顎を開口していく際の運動経路です．一般的には下顎中切歯近心隅角部の経路のことをいいます．
　偏位とは，開口路が正中線に対して左右いずれかにずれることをいいます．
　滑走（運動）とは，下顎運動の際に下顎頭が関節隆起に沿って，前下方に移動することをいいます．

2-3) 下顎頭はきちんと動いているのか？

　一般的に，開口量が40mm以上あれば開口障害はないと評価されます．しかし，前歯の切縁間距離を指標とした開口量は，顎関節から下顎前歯までの距離や，前歯部の垂直および水平被蓋量に影響を受けます．

たとえば顎関節から下顎前歯までの距離が長い場合は，開口量が40mm以上あっても開口障害がないとはいいきれません．反対に，その距離が短ければ，40mm以下であっても開口障害がない場合も考えられます（図9）．すなわち，開口障害がないと判断できる十分な開口量には個人差があることになります．

したがって，下顎頭の前方滑走が十分であるかということも，触診で確認する必要があります（図10）．

開口量が40mmあれば開口障害はないのか？

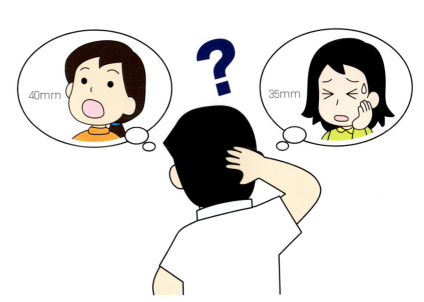

図9　通常，開口量の測定は単純に前歯の切縁間距離を計測することで行われるが，40mm以上あれば開口障害はないということになる．しかし，実際には，顎関節から下顎前歯までの距離や，前歯部の垂直および水平被蓋量に影響を受けるため，開口量が40mmあれば開口障害はないとはいいきれない．

下顎頭の前方滑走の確認

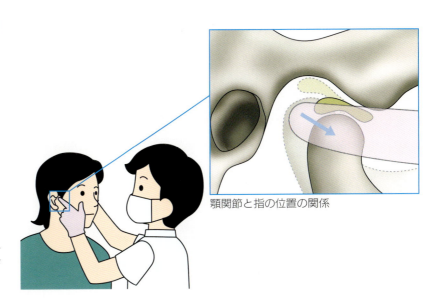

顎関節と指の位置の関係

図10　下顎頭がきちんと動いているのかは，開口量の測定だけではなく，術者が下顎頭を触り，患者さんに開口してもらうことでも確認する．

2-4) 画像検査

エックス線検査

エックス線検査としては，パノラマエックス線撮影とパノラマ顎関節撮影（4分画法）があります．パノラマエックス線撮影は，下顎頭上部の形態を診ることと他の疾患を鑑別することが大きな目的です．撮影の際には，患者さんに，

「1センチくらいお口を開けて，アゴを少し前に出してください」

といって，その状態を保ち撮影します．これにより，下顎頭がやや前方に位置した状態での画像が得られるため，他の骨構造との重なりが少なくなり，下顎頭上部の形態が判別しやすくなります（**図11**）．

パノラマ顎関節撮影（4分画法）は，口を閉じてもらった状態（閉口位，咬合位）と，口を開けてもらった状態（開口位）を撮影します（**図12**）．その目的は，下顎頭の滑走運動がどの程度得られているのかと，下顎頭上部の形態に異常がないかの確認です．したがって患者さんにできるだけ大きく開口してもらって撮影する必要があるため，

「短い時間ですので，できるだけ口を大きく開けてください」

と説明しておきましょう．

下顎頭上部の形態が判別しやすくなるパノラマエックス線写真撮影法

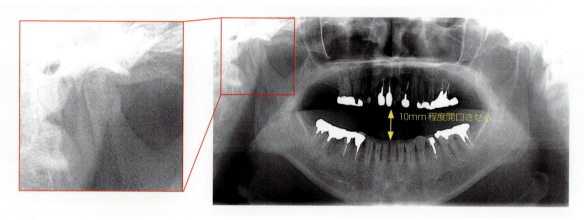

図11 パノラマエックス線写真撮影時は，図のように患者さんに10mm程度開口してもらい，またアゴを少し前に出してもらった状態で撮影する．そうすることによって，図内赤枠にあるように，下顎頭上部の形態が判別しやすい画像が得られる．

パノラマ顎関節撮影（4分画法）

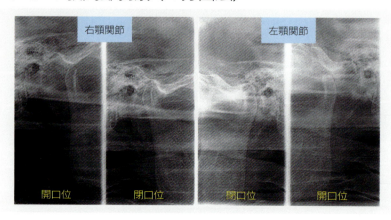

図12 パノラマ顎関節撮影（4分画法）は，閉口位（咬合位）と開口位を撮影する．開口位では，患者さんにできるだけ大きく開口してもらって撮影する．このようにして撮影を行い，下顎頭の滑走運動がどの程度得られているのか，また，下顎頭上部の形態に異常がないかについて確認する．

MRI検査

顎関節症において，物理的に口が開かない原因として多いのは関節円板の位置異常です．関節円板の位置を確認するためにはMRI検査が必須となります．MRI検査については，歯科大学附属病院や総合病院，あるいは画像検査の専門機関に依頼することが多いと思います．

検査を依頼する際には，**図13**に示す内容を依頼状に含める必要があります．とくに，開口位撮影時にどの程度の開口量で撮影したかの情報提供の依頼は必須です．

なぜなら，MRI撮影はパノラマ顎関節撮影（4分画法）と違って撮影に時間がかかり，開口を維持する時間も長くなります．すると，とくに大きな口を開けると痛みが生じる患者さんなどでは，長時間の大開口維持が困難で，やや小さめの開口量で撮影される可能性があり，本来は復位するはずの関節円板が復位しない状態で撮影されることで，実際の臨床所見とMRI検査の読影所見が異なってしまうことがあるからです．

MRI検査の依頼をする場合に記載すべき内容

記載する情報
- 開口量（無痛，有痛，強制）
- 触診時の下顎頭移動量（大，中，小）

依頼内容
- 閉口位と開口位の撮影
- 側方断（矢状断）と冠状断の撮影
- プロトン密度強調画像とT2強調画像
- 開口位撮影時の開口量の記載 **とくに重要**

記載文例

> いつもお世話になっております．
> 　上記の患者は，顎関節症の可能性があります．開口量は無痛で24mm，有痛で30mm，強制で33mmで，左下顎頭の動きが不十分です．
> 　顎関節内の関節円板の位置を精査する必要があることから，MRI検査を依頼させていただきました．
> 　なお，検査に際しては，顎関節の側方断と冠状断の撮影をお願いします．また，側方断についてはプロトン密度強調画像とT2強調画像での撮影をお願いします．
> 　顎位は閉口位と開口位で，開口位については撮影時の開口量の記載もお願いいたします．

図13 MRI検査の依頼をする場合に記載すべき内容とその記載例．撮影の諸条件に加え，開口位撮影時にどの程度の開口量で撮影したかの情報を記載してもらうことは，とくに重要である．

3. この症状でこの病態が起こった理由を説明しよう（診断・確定）

診断内容
3-1）口が痛くて開けられない場合
3-2）口がときどき開かなくなる場合
3-3）がんばっても口が開けられない場合
3-4）口を開けようとしていない場合

次に，「口が開かない」と訴える患者さんの症状に対して，この病態がなぜ起こったのかを説明します．その際は，上記3-1）～4）に挙げる，患者さんのそれぞれの症状に合わせて説明していきます．

3-1）口が痛くて開けられない場合

診断☞咀嚼筋痛障害もしくは顎関節痛障害

口を開けようとすると，痛みが強くて大きく開けられない場合で，強制開口によって徐々に開口量が増加（5mm以上）していく場合は①咀嚼筋に生じている痛みが原因の咀嚼筋痛障害（Ⅰ型），②顎関節に生じている痛みが原因の顎関節痛障害（Ⅱ型）のいずれかだと診断されます．

痛みとは，もともと過剰な動きを抑制するための防護反応のため，痛みが生じてから間もない急性期は開口障害がより強くなります．しかし，多くの場合，時間の経過とともに痛みが軽減してくることから，徐々に口を開けられる量が増加してきます（**図14**）．①，②の詳細については，3章その1「アゴが痛い」（34ページ～）を参照してください．

痛みが強いと大きな口が開けにくくなる！

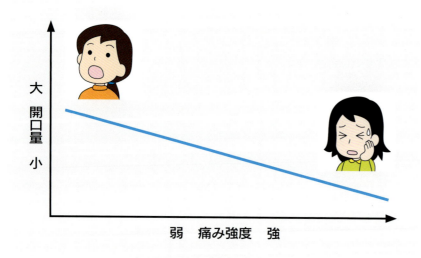

図14 痛みとは，もともと過剰な動きを抑制するための防護反応のため，痛みが生じてから間もない急性期は開口障害がより強くなる．しかし，多くの場合，時間の経過とともに痛みが軽減してくることから，徐々に口を開けられる量が増加する．

3-2) 口がときどき開かなくなる場合

診断☞顎関節円板障害〔復位性〕の一時的な非復位（＝間欠ロック）

普段は大きく開けられるが，何かのきっかけで一過性に開けられなくなってしまうことがあります．これは「間欠ロック」と呼ばれる状態で，これは顎関節円板障害（復位性）が，一時的に非復位性になることが原因です．したがって，多くの場合は関節雑音（クリック音）が存在します．顎関節円板障害（復位性）の詳細については，3章その3「アゴから音がする！」（88ページ～）を参照してください．

間欠ロックは，起床時や食事中に生じることが多く，睡眠中の歯ぎしりやくいしばり（睡眠時ブラキシズム），または咀嚼中の咀嚼力による顎関節への負担過重により，下顎頭が前方転位した関節円板を乗り越えられなくなることによって生じます．

さらに，このような顎関節への負荷は，下顎の非機能時に生じる覚醒時ブラキシズム（TCHなど）によっても生じます（知っておきたい用語解説⑨参照）．この場合，患者さんは「なにもしていないのに口が開かなくなる」と表現します．

知っておきたい用語解説⑨
TCH

TCHとは，tooth contacting habitの頭文字をとった略称で「上下の歯を接触させたままにする行為を繰り返す習癖行動」のことです．いわゆる「くいしばり」でイメージされる力よりも弱い力で咬み続けている状態です[4]．

この行動は，痛みをともなう顎関節症患者の約54％に存在するといわれています[5]．また，歯周病患者にも44％程度，存在すると報告されています[6]．

3-3) がんばっても口が開けられない場合

診断☞顎関節円板障害〔非復位性〕（＝クローズドロック）

がんばっても口を開けられない場合，下顎頭の前方滑走が物理的に妨げられている可能性があります．その原因には顎関節円板障害（非復位性）が考えられます．つまり，前方転位した関節円板に下顎頭が引っかかって，それ以上前方に滑走できないことにより開口障害が生じています（**図15**）．この状態は「クローズドロック」と呼ばれます．また，クローズドロックは開口障害が生じてからの経過時間によって，急性期と慢性期に分けられます．クローズドロックの場合，強い開口制限だけではなく，側方運動では転位側と反対側への動きが強く制限され，前方運動では転位側への強い偏位がみられます．

関節円板が引っかかって開かない状態

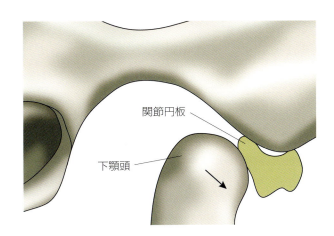

図15 関節円板が引っかかって開かない状態（『顎関節症はこわくない』〔砂書房〕より，引用・改変）．

3-4）口を開けようとしていない場合

診断☞患者さんの不安からくる開口障害

痛みが強い場合や初めての痛みの場合，痛みに対する怖さや不安から大きく口を開けることを躊躇してしまうことがあります．急性期であれば無理に大きく開ける必要はありませんが，日数が経過しているにもかかわらず，いつまでも開けようとしないでいると，関節の可動範囲がさらに減少したり，痛みに対する閾値が低くなって，痛みをより強く感じるようになります[2]．

顎関節円板障害（復位性）によって関節雑音が生じている場合，音が鳴るのが不快なために口を大きく開けることを制限してしまう患者さんがいます．これは，音が鳴るメカニズムについての正しい知識がないことに起因することが多いです．

また，関節隆起を下顎頭が乗り越える際の振動（エミネンスクリック）を"アゴが外れた！"ととらえてしまう患者さんもいます．このような場合，大きな口を開けることによってアゴが外れてしまうのではないかという不安が強く，自ら大きく開けることを制限してしまいます（図16）．

アゴに症状がある場合，多くの患者さんは「あまり口を動かさないほうがよい」と思っています．また，過去に歯科医師から「大きく開けないように」という指導をされた経験をもっている場合もあります．

患者さんが口を開けようとしない理由

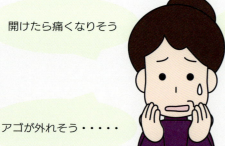

開けたら痛くなりそう　　"カクッ"となるのが怖い　　アゴが外れそう‥‥‥

図16 患者さんはアゴの痛みや音，あるいは開口時のアゴへの単なる振動を不安に感じ，口が開けられない場合がある．

LEARN MORE　痛みがないのに口を開けられない場合の疾患

痛みがないにもかかわらず，強固な開口障害が認められる場合，顎関節強直症や咀嚼筋腱腱膜過形成症といった疾患である可能性を考えることも重要です．

顎関節強直症は，関節腔内の線維性癒着や下顎頭と関節窩の骨性癒着により，下顎頭の動きが妨げられて生じます．開口時は患側（癒着のある側）に下顎が偏位することが特徴で，健側（癒着のない側）への側方運動や前方運動も制限されます．関節内の癒着は，下顎頭骨折や顎関節への大きな外力（外傷）が原因で生じることもありますが，非復位性顎関節円板転位による開口障害発現後，十分に口を開けることを行なわなかった状況が長引くことによって生じることもあります．

咀嚼筋腱腱膜過形成症は，咬筋や側頭筋に腱や腱膜の過形成が生じる疾患です[3]．過形成した腱や腱膜によって筋全体の伸展が妨げられることにより，強固な開口制限が生じます．この疾患の場合は，下顎の側方運動や前方運動はあまり障害されませんので，非復位性顎関節円板前方転位と鑑別するための１つの目安になります．また，若いときから少しずつ開口量が減少することが多く，自分の開口量が小さいという認識がない患者さんもいます．多くの場合，歯科医院で指摘されて開口量が小さいことに気付くようです．

4. 治療法とその進め方を説明しよう（治療・確認）

治療内容
- 4-1) 口が痛くて開けられない場合
- 4-2) 口がときどき開かなくなる場合
- 4-3) がんばっても口が開けられない場合
- 4-4) 口を開けようとしていない場合
- 4-5) 治療の見通しと説明

アゴに症状がある多くの患者さんは，アゴを動かすことに不安を持っている場合があります．そのため，まずは**図17, 18**の資料などを見せて，
「関節は動かさないとさらに動かなくなっていきます．また，その部分の皮膚の感覚が鋭くなって痛みを感じやすくなったりします」
などと説明し，顎関節症に対する正しい情報の説明（疾病教育）や，顎関節や咀嚼筋の構造や機能に関する簡単な説明を行い，患者さんの不安や心配を取り除いてあげることが大切です．

そのうえで，前項と同様の上記4-1)～5)の患者さんのそれぞれの症状に合わせて，治療法とその見通しを説明していきます．なお，4-1)の咀嚼筋痛障害および顎関節痛障害の病態・治療に関しては3章その1で，4-2)および4-4)の顎関節円板障害〔復位性〕に関しては3章その3でより詳しく触れられていますので，本項と併せて参照し，理解を深めましょう．

関節を動かさないことによる影響

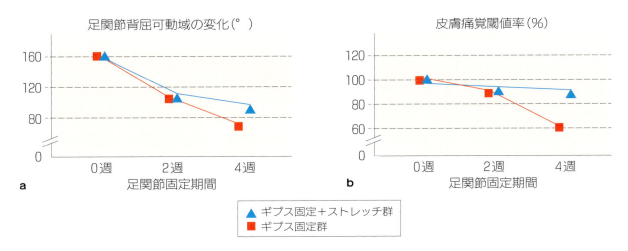

図17a, b aは，ラットの足関節を0～4週間固定し，その背屈可動域の変化をみたもの．ギプス固定＋ストレッチ群に比べ，ギプス固定群は，その可動域がより小さくなっている．bは，同じ期間でギプス固定群の皮膚の感覚がより鋭くなっている（参考文献2より引用・改変）．顎関節もこれと同様で，動かさなければ動かないほど動かなくなり，また，痛みに対してより敏感になり，症状を悪化させる要因になる．

口を十分に開けないことでの悪循環

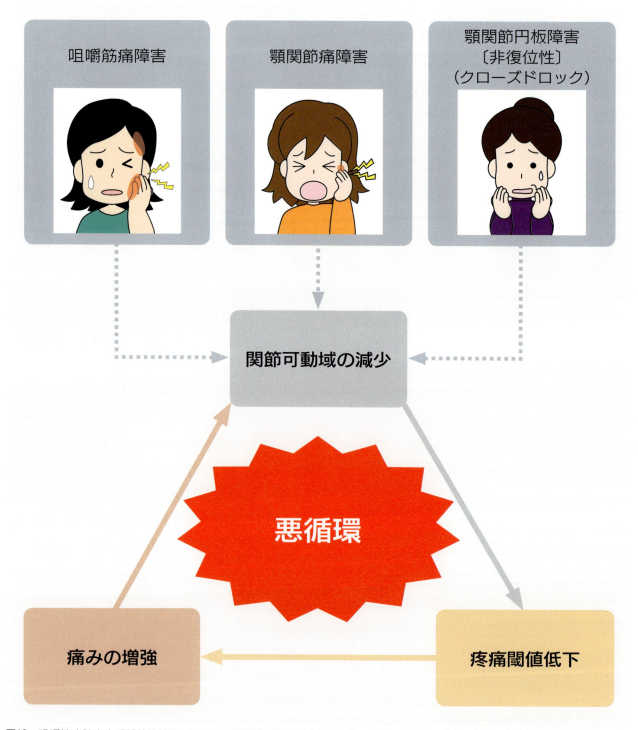

図18　咀嚼筋痛障害や顎関節痛障害，あるいは顎関節円板障害（非復位性，クローズドロック）により口を十分に開けられないと，関節可動域が減少し，また疼痛閾値が低下することで痛みに敏感になるという悪循環が生じる．

4-1）口が痛くて開けられない場合

治療☞咀嚼筋痛障害もしくは顎関節痛障害の治療

痛みが生じてから時間がたっていない場合

痛みが生じてから時間がたっていない場合は（2週間以内），以下のように説明して，まずはアゴを安静に保つことを説明します．
「食事の際は，大きい食べ物は避けるか，小さく切って食べてください．あくびもアゴに負担がかかるので，出そうになったらうつむき，こぶしをアゴの下に入れるといいですよ．こうすることで，あくびが出てもゆっくり，小さくしか口は開きません」（**図19**）．

また，痛みが強い場合は，鎮痛薬を処方する場合もあります[7]（**表1**）．

痛みが生じてから時間経過している場合

痛みが生じてから時間が経過している場合は（2週間以上），リハビリトレーニングとして開口訓練を開始します〔4章3-3）112ページ〜参照〕．

また，先述したとおり，痛みがあるからといって，いつまでも動かさないでいると，むしろ関節の可動域が減少し，より痛みを感じやすくなる（痛みに対する閾値が低下する）可能性がありますので[2]，可能な範囲でアゴを動かすようにしてもらいましょう．

あくびが出そうになったら……

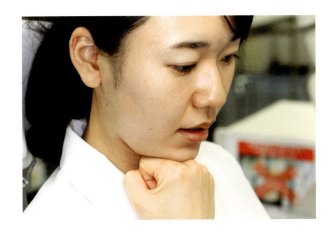

図19 あくびが出そうになったら，アゴの下にこぶしを当てる．

表1　顎関節症治療に保険適応のある薬（2018年現在）

薬品名	商品名	備考
ロキソプロフェンナトリウム水和物	ロキソニン	適応外使用
ジクロフェナクナトリウム	ボルタレン	適応外使用
ナプロキセン	ナイキサン	適応外使用
アセトアミノフェン	カロナール	変形性関節症に対して

4-2）口がときどき開かなくなる場合

> 治療☞顎関節円板障害〔復位性〕の一時的な非復位（＝間欠ロック）の治療

　下顎頭が前方転位した関節円板をスムーズに乗り越えられるようにするために，積極的な開口訓練を行うことが必要です．また，開かなくなるきっかけとして考えられる寄与因子への対応も必要となります．起床時に生じるのであれば睡眠時ブラキシズムを，覚醒中の非機能時に生じるのであればTCHなどの覚醒時ブラキシズムをコントロールすることになります．睡眠時ブラキシズムに対しては，薬物療法，ボツリヌス毒素注射，バイオフィードバック療法，睡眠障害の治療などの有用性が報告されていますが，いずれも現状では日常臨床で適応することは困難です．スプリント療法は保険収載されている一般的な治療法で，短期的にはブラキシズム抑制効果が期待できます．ただし，4週間程度の継続使用によりブラキシズムレベルは元に戻ってしまうので注意が必要です[8]．

　TCHのコントロールとしては，以下に示すような行動変容法を用いた行動療法で対応することが可能です（**図20**）．

　なお，TCHについては筆者（西山）が「the Quintessence」2016年7月号に"覚醒時ブラキシズムとTCH―わかっていることいないこと，今できること―"と題した論文を寄稿し，詳説していますのでご参照ください．

1stステップ：動機づけ

　1日における生理的な歯の接触時間（平均17.5分）と，"くいしばり"まで達しないような軽い歯の接触であっても咀嚼筋の活動が増加し，それが持続することによって顎関節や咀嚼筋への負担になることを説明します．

　また，咬筋部（または側頭筋部）に患者さんの人差し指を当ててもらい，軽い歯の接触によっても筋の収縮が生じることを実感してもらうと効果的です．

2ndステップ：意識化訓練

　"リマインダー（合図）"を用いて，自分の行動を強制的に確認させるようにします．リマインダーとしてはメモやシールなどといった視覚的なものや，タイマーの音や振動を用いることができます．

　リマインダーからの合図があった時に，上下の歯が接触していないかを確認させます．この時，力の大きさは無視して，あくまでも歯の接触を確認させることがポイントです．合図の総数に対して4～5割以上の頻度で歯が接触していたら，多いと判断します．

3rdステップ：競合反応訓練

　合図があった時に歯の接触に気付かされたら，すぐに鼻から息を吸って口から吐きだす"深呼吸"を行います．こうすると上下の歯が離れる感覚が体験できます．

4thステップ：強化

　"3rdステップ"を繰り返すことにより，リマインダーからの合図がなくても上下の歯の接触に自ら気付くようになってきます．また，その気付く際の力の大きさも，今まで認識していたよりも弱い力で気付くようになります．この"自分から気付くようになる"という新たな行動パターンが生じることにより，歯を接触させる時間が短くなります．

行動療法によるTCHコントロールの手順

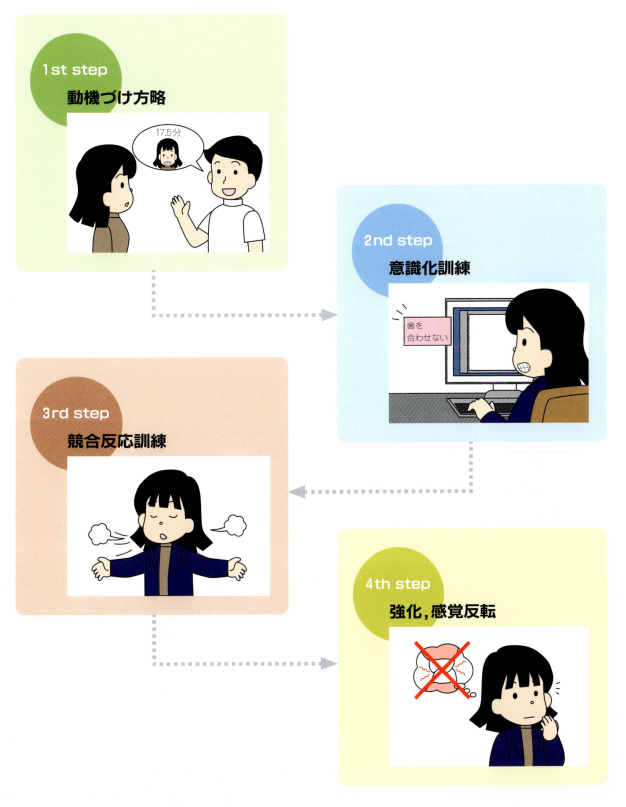

図20　行動療法によるTCHコントロールの手順.

4-3) がんばっても口が開けられない場合

治療☞顎関節円板障害〔非復位性〕（＝クローズドロック）の治療

　クローズドロックになってから2週間以内の場合は急性期と考えます．この場合は，マニピュレーションによってロック状態を解除（非復位性から復位性へ）することを試みます（**図21**）．痛みが強くて，そのままではマニピュレーションが困難な場合は，上関節腔内に麻酔薬（エピネフリンフリー）を注入することにより（**図22**）除痛をしてからマニピュレーションを行うこともあります（パンピングマニピュレーション）．

　クローズドロックになってから2週間以上経過している状態は慢性期と考えます．この場合は，セルフマネージメントとして積極的な開口訓練（関節可動化訓練）を指導します．両手を使って下顎に下方への負荷を加え，痛みを感じるところまで開口してその状態を10〜15秒程度維持させます．これを5回繰り返すのを1セットとして，1日に3〜5セット程度行うよう指導します〔**図23**，開口訓練については，4章3-3）112ページ〜参照〕．指導の際には，以下の3つの内容を説明しておく必要があります．

「訓練開始後数日間は，一過性に痛みが強まることがあります」

「ガクッと音がして，開口量が急に増えることがあります」

「ギシギシやゴリゴリなどの音が出てくることがあります」

　ただ，このような症状が出ても問題になることは稀なので，そのまま訓練を継続するように指導しましょう．非復位性顎関節円板障害に対する開口訓練は，顎関節学会作成の診療ガイドラインでも推奨されています[9]（**図24**）．急性期であっても患者さんがマニピュレーションを望まない場合は，セルフマネージメントとしての開口訓練を行うことになります．

　また，慢性期でも痛みが強くて開口訓練が十分に行えないような場合は，パンピングマニピュレーションを行うこともあります．ただし，パンピングマニピュレーションを行った後も，きちんと開口訓練は続けるように説明することが大切です．

マニピュレーション

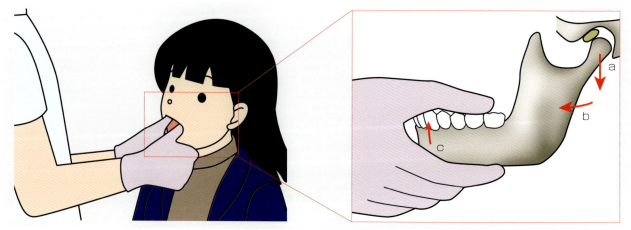

図21　マニピュレーションによるクローズドロックの解除．下顎第臼歯咬合面を拇指で下に押すことにより，下顎頭の下方への移動を促します(a)．同時に下顎全体を前方に牽引しながら(b)，前歯部を上に押し上げ(c)，下顎全体が時計回りに回転するような力を加えます（日本顎関節学会「顎関節症治療の指針2018」より引用）．

患者さんの訴え その2「口が開かない」

パンピングマニピュレーション

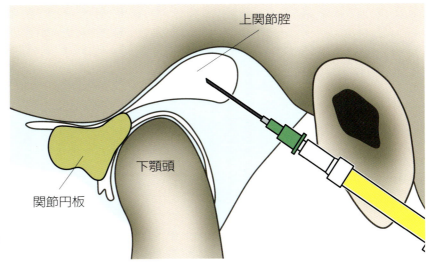

図22 上関節腔内に麻酔薬(エピネフリンフリー)を注入することにより除痛を行い，そのうえでマニピュレーションを行うことをパンピングマニピュレーションという．上関節腔は図のように関節円板の上に位置している．

開口訓練

徒手による開口訓練

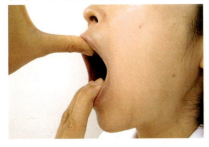

- 痛いところまで
- 10〜15秒×5回／セット
- 3〜5セット／日

器具を用いた開口訓練

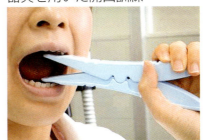

図23 セルフマネージメントとしての開口訓練の様子．両手を使い下顎に下方への負荷を加え，痛みを感じるところまで開口してその状態を10〜15秒程度維持させる．5回繰り返すのを1セットとして，1日に3〜5セット程度行うよう指導する．

開口訓練は日本顎関節学会による診療ガイドラインでも推奨されている

Clinical Question (CQ)
開口障害を主訴とする顎関節症患者において，患者本人が徒手的に行う開口訓練は有効か？

推奨度
GRADE 2C：弱い推奨　"中"の質のエビデンス

推奨文
開口障害を主訴とする関節円板転位に起因すると考えられる顎関節症患者（非復位性顎関節円板障害）において，関節円板の位置など病態の説明を十分に行ったうえで，<u>患者本人が徒手的に行う開口訓練を提案する．</u>

図24 図は，日本顎関節学会による診療ガイドラインの「初期治療診断ガイドライン2」からの引用であるが，このように開口訓練は日本顎関節学会作成の診療ガイドラインでも推奨されている．

LEARN MORE　開口訓練における閉口筋ストレッチについて

　開口訓練を指導する際には，その目的をしっかりと説明する必要があります．関節を動かすために行うのか（関節可動化訓練），閉口筋を伸展させるために行うのか（閉口筋ストレッチ）ということです．

　大きく口が開けられるには，下顎頭が十分に動く（回転運動，滑走運動）ことも重要ですが，閉口筋がしっかりと伸展してくれることも大切です．咀嚼筋には，閉口筋と開口筋があります（図A）．この２種類の筋群を比較すると，閉口筋の方が明らかにボリュームがあることが分かります．これは，口を開ける力に比べると咀嚼時に噛むときの力のほうが大きいことから，当然なことだといえます．

　したがって，口を大きく開けるためには，ボリュームのある閉口筋がきちんと弛緩して伸展してくれることが必要になります（図B）．

　閉口筋が緊張したままで弛緩しない場合，開口筋がいくらがんばってもスムーズで十分な開口を行うことはできません．咀嚼筋痛があるからといって大きな口を開けることを制限し，これにより閉口筋の伸展が不十分な状態が続くと，咬筋内に存在する筋紡錘（知っておきたい用語解説⑩参照）も十分に伸ばされないことになります．そうすると，閉口筋のわずかな伸展に対しても筋紡錘が反応し，閉口筋反射を生じさせて周囲筋の伸展をさらに妨げることになります．

　したがって，このような場合には積極的な閉口筋ストレッチを行い，筋紡

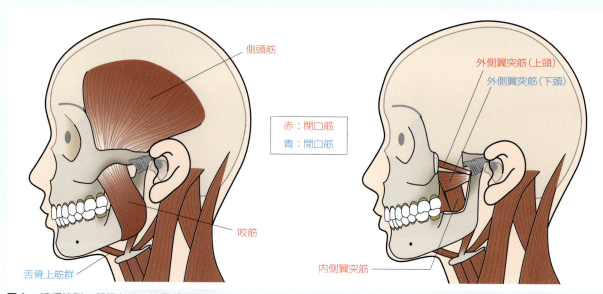

図A　咀嚼筋群の種類とその位置（『顎関節症はこわくない』〔砂書房〕より引用・改変）．

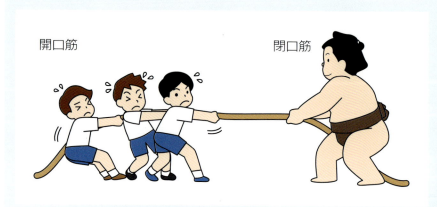

図B　口を大きく開けるには，開口筋の収縮のみならず，ボリュームのある閉口筋がきちんと弛緩，伸展することが必要になる．

錘も積極的に伸展させ，良い意味で感度を低下させていく必要があります．

筋ストレッチには「動的ストレッチ（dynamic stretching）」と「静的ストレッチ（statistic stretching）」があります（図C）．動的ストレッチは屈伸運動など，スポーツを行う前に関節などを動かすように行うもので，いわゆる準備運動の目的があります．それに対して静的ストレッチは，ある一定の姿勢を保持したまま行います．関節を可動域ギリギリまで動かすことによって筋を十分に伸展させ，筋内に蓄積した老廃物の排除を促します（いわゆる整理運動）．咀嚼筋痛のようにすでに症状が生じているような筋に対しては，この静的ストレッチが効果的であると考えられます．

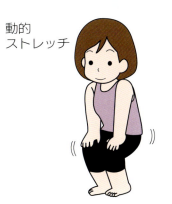
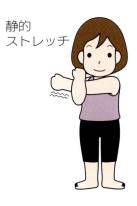

図C 動的ストレッチ（左）と静的ストレッチ（右）．動的ストレッチはスポーツなどをする前に準備運動として行われます．一方，静的ストレッチは疲労回復を促す整理運動として行われます．このうち顎関節症のストレッチは，痛みの軽減や開口量の増加を目的とした静的ストレッチとなります．

知っておきたい用語解説⑩
筋紡錘

筋紡錘とは，筋肉の長さを検知する固有重要器の一種です，咀嚼筋の中では咬筋に多く含まれています．筋紡錘の中にも筋線維が存在し（錘内筋），その周りを感覚神経終末が巻き付いています．筋肉が伸展されると筋紡錘内の錘内筋も一緒に引き伸ばされ，感覚神経が活性化し，その情報は求心性に中枢へと送られます．錘内筋の活動はγ運動ニューロンによって調節されています．下顎張反射はこの筋紡錘が急激に引き伸ばされることにより生じる咬筋の収縮性反射です．

3章 患者さんの訴えの種類に応じた問診・説明をしよう！

4-4）口を開けようとしていない場合

治療☞患者さんの不安を取り除く

口を開けようとしていない場合，健常者の顎関節の動き（1章〔19ページ〕参照）を例に，"顎関節がよく動く"とはどういうことなのかを，患者さんに十分に説明することが大切です．

クリック音が怖くて口が開けられない患者さんには，関節雑音が生じる仕組みと（3章その3「アゴから音がする」〔88ページ〜〕参照），雑音がない人でも30％程度に関節円板の転位がみられることや[10〜12]，経過観察の場合，良好な経過をたどること[13〜15]を説明することが重要です（**図25**）．

「大きく開けなくても生活に支障がないから」という患者さんもいますが，顎関節や咀嚼筋の代謝を高めて，いざというときに十分動ける状態をつくっておくことが，筋骨格系には重要になります．

顎関節円板転位の発生率と予後

円板転位率 (Ribeiro RF 1997, Katzberg RW 1996)
TMD患者：77.0〜86.2％　　**多い！**
健常者：33.0〜35.0％

予後
重度クリックへの移行7％ (Randolph CS, 1990)
クリック消失or変化なし (Magnusson T, 2002)　　**良い！**
クローズドロックへの移行はまれ (De Leeuw R, 1993, Magnusson T, 2002)

図25 患者さんが口を開けることに不安がある場合，たとえば顎関節雑音のない健常者でも30％程度に関節円板の転位がみられることや，その後の経過も悪くないことを説明する．

4-5）治療の見通しと説明

治療を開始したら，2〜3週後に再度来院してもらいます．その際，
「お口を開ける大きさ（開口量）が増えた感覚はありますか？」
「アゴの痛みの強さには変化はありますか？」
「アゴからの雑音に変化はありますか？」
「食事や会話などの日常活動は改善していますか？」
などを患者さんに聞いて，確認します．

開口量については，患者さん自身が軽減感がないといっていても，実際に測定すると増えていることもあります．客観的な指標も含めて，全般的に改善傾向がみられるようであれば，引き続き同様の治療を継続してゆくように指導します．

再来院時に改善の兆候が見られない場合，指導どおりのセルフマネージメントがきちんと行えていたかをよく確認します．これが行えていなかった場合，その必要性を再度説明して，再度指導どおりに実施してもらうようにします．

セルフマネージメントを指導どおりに行っていた

にもかかわらず改善していない場合は，専門医のいる医療機関への紹介を検討しましょう．専門医のいる医療機関に紹介する場合は，初診時の診断内容（病態診断も含める），初診時の症状および開口量（無痛，有痛，強制）を明記します．また，実際に行った治療の内容と，再診時における症状の経過を記載する必要があります．

参考文献

1. Nakayama R, Nishiyama A, Shimada M. Creating a quality of life index for patients with temporomandibular disorders. Int J Dent Oral Health 2017；3（5）：241.
2. 肥田朋子，榊原拓哉，沖向雄也，掘田昌志，野村達也，中田智章，井筒孝憲，平慎一郎，松原崇紀，田崎洋光．関節不動化による関節可動域制限と疼痛発生に対するストレッチングの効果．医学・健康科学・スポーツ科学篇1巻 2013；1：1-9.
3. 覚道健治，依田哲也．Squar mandibleを伴う新概念の開口障害：咀嚼筋腱・腱膜過形成症の病態と治療．日顎誌．2009；21：28-30.
4. Nishiyama A, Otomo N, Tsukagoshi K, Tobe S, Kino K. Magnitude of bite force that is interpreted as clenching in patients with temporomandibular disorders：A pilot study. Dentistry 2014 Special Issue2：004.
5. Sato F, Kino K, Sugisaki M, Haketa T, Amemori Y, Ishikawa T, Shibuya T, Amagasa T, Shibuya T, Tanabe H, Yoda T, Sakamoto I, Omura K, Miyaoka H. Teeth contacting habit as a contributing factor to chronic pain in patients with temporomandibular disorders. J Med Dent Sci 2006；53（2）：103-109.
6. Nakayama R, Nishiyama A, Shimada M. Bruxism-related signs and periodontal disease：A preliminary study. Open Dent J 2018；12：400-405.
7. 一般社団法人日本顎関節学会．顎関節症治療の指針 2018．http://kokuhoken.net/jstmj/publication/file/guideline/guideline_treatment_tmj_2018.pdf．2019年3月25日最終アクセス．
8. Harada T, Ichiki R, Tsukiyama Y, Koyano K. The effect of oral splint devices on sleep bruxism：A 6-week observation with an ambulatory electromyographic recording device. J Oral Rehabil 2006；33（7）：482-488.
9. 一般社団法人日本顎関節学会．顎関節症患者のための初期治療診療ガイドライン．http://kokuhoken.net/jstmj/publication/guideline.html．2019年3月25日最終アクセス．
10. Katzberg RW, Westesson PL, Tallents RH, Drake CM. Anatomic disorders of the temporomandibular joint disc in asymptomatic subjects. J Oral Maxillofac Surg 1996；54（2）：147-153；discussion 153-155.
11. Ribeiro RF, Tallents RH, Katzberg RW, Murphy WC, Moss ME, Magalhaes AC, Tavano O. The prevalence of disc displacement in symptomatic and asymptomatic volunteers aged 6 to 25 years. J Orofac Pain 1997；11（1）：37-47.
12. Larheim TA, Westesson P, Sano T. Temporomandibular joint disk displacement：comparison in asymptomatic volunteers and patients. Radiology 2001；218（2）：428-432.
13. Randolph CS, Greene CS, Moretti R, Forbes D, Perry HT. Conservative management of temporomandibular disorders：a posttreatment comparison between patients from a university clinic and from private practice. Am J Orthod Dentofacial Orthop 1990；98（1）：77-82.
14. Magnusson T, Egermark I, Carlsson GE. Treatment received, treatment demand, and treatment need for temporomandibular disorders in 35-year-old subjects. Cranio 2002；20（1）：11-17.
15. de Leeuw R, Boering G, Stegenga B, de Bont LG. Temporomandibular joint osteoarthrosis：clinical and radiographic characteristics 30 years after nonsurgical treatment：a preliminary report. Cranio 1993；11（1）：15-24.

3章　患者さんの訴えの種類に合わせた問診・説明をしよう！

患者さんの訴え その3
「アゴから音がする」

執筆：飯田　崇／小見山　道
日本大学松戸歯学部顎口腔機能治療学分野

1. 患者さんに何を聞く？(問診)

問診内容
1-1) 音がする場所はどこですか？
1-2) どんな音がしますか？

　本稿では，患者さんが「アゴから音がする」と訴え，歯科医院に来院した場合の対応について解説をしていきます．その問診では，上記の2つを患者さんに聞いていきますが，その前にプロローグ(7ページ)にあるように，「アゴから音がする」症状は，病態としては顎関節症の4つの病態分類のなかで「顎関節円板障害(Ⅲ型)〔復位性〕」か，「変形性顎関節症(Ⅳ型)」のいずれかということを再度，認識しておきましょう．これら2つの病態のうちポピュラーなのは顎関節円板障害で，変形性顎関節症は比較的レアケースとなります(図1)．

アゴから音がする場合の2つの病態

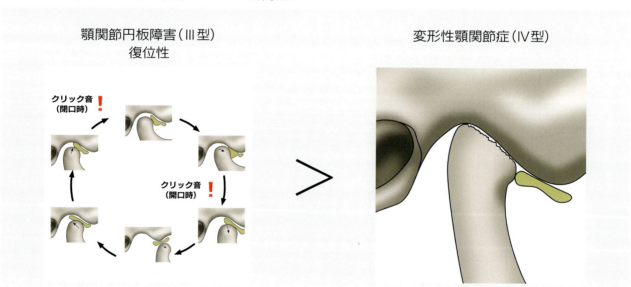

図1　アゴから音がする症状は病態としては，顎関節症の4つの病態分類のなかで「顎関節円板障害(Ⅲ型)〔復位性〕」か，「変形性顎関節症(Ⅳ型)」のいずれかとなる．そのうえで，この2つの病態のうちポピュラーなのは前者で，後者は比較的レアケースとなる．

LEARN MORE 顎関節円板障害や変形性顎関節症の治療の流れ

図A, Bは，日本顎関節学会による「顎関節円板障害」および「変形性顎関節症」の診断フローチャートです．図のように現病歴の聴取や検査から開始し，それらの情報をもとに臨床診断を行い，必要に応じた追加の検査によって確定診断へと進みます．本稿も，これらの流れに沿って説明しています．

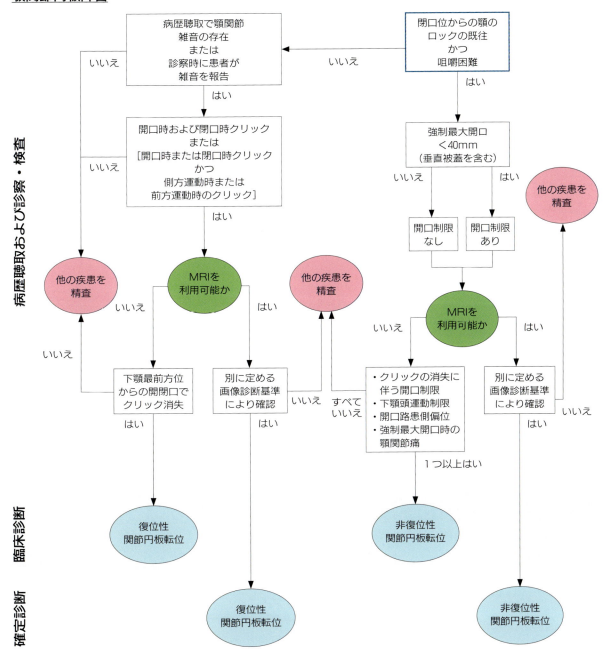

図A 顎関節円板障害の診断基準（"日本顎関節学会による顎関節症の病態分類と診断基準"より改変引用）．

3章　患者さんの訴えの種類に合わせた問診・説明をしよう！

変形性顎関節症

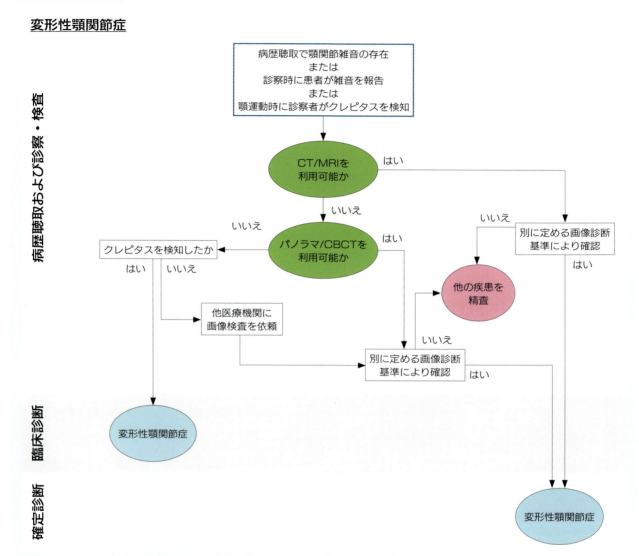

図B 変形性顎関節症の診断基準（"日本顎関節学会による顎関節症の病態分類と診断基準"より改変引用）．

1-1）音がする場所はどこですか？

「アゴから音がする」と訴える患者さんの多くは，この質問に対して「耳の前からします」と答えると思われます．アゴからする音，すなわち顎関節音は関節からの音であり，患者さんがこれを気にしないかぎり障害ではありません．しかし，患者さんがこの顎関節音に対して不安や不快感を感じ，症状として訴えた場合に顎関節雑音となるのです．

音がするのは，顎関節部と耳の外耳孔といわれる部位の解剖学的な位置関係が近いところにあるためで（**図2**），患者さんがこの音をより大きく捉える結果，症状の1つとして訴え，強い不安を持って来院します．そのため，患者さんにはまず，
「アゴから音がすることは，歯科医院を受診する患者さんの約15％に認められるほどのよくある訴えで，けっして深刻な病気などではないので，そんなに心

顎関節と外耳孔の位置関係

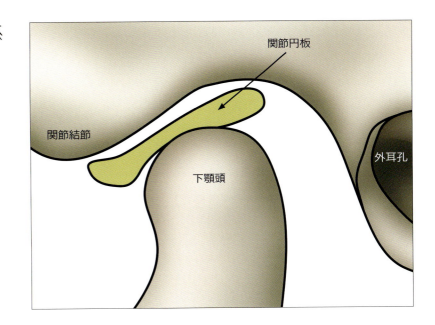

図2 顎関節と外耳孔の位置関係.

配しなくてもいいですよ．毎年流行するインフルエンザの有病率も15％くらいですから，よくあることだと思ってください」
などといって，安心させてあげましょう．

1-2）どんな音がしますか？

問診では音の性状を確認することが重要です．またその際，これと同時に発生することもある「アゴが痛い」あるいは「口が開かない」などの症状の有無について確認を行うことも重要となります．

まず，「アゴが痛い」（3章その1〔33ページ〜〕参照），「口が開かない」（3章その2〔62ページ〜〕参照）で解説したのと同様の検査法に従い，開口量の測定および触診を行います．その過程で，
「どんな音がしますか？」
と患者さんに聞くと，多くの場合，以下に挙げるクリック音（弾撥音）とクレピタス音（捻髪音）のいずれかを訴えると思います（**図3**）．

クリック音（弾撥音）を訴える場合

クリック音を認める場合，患者さんは，「口を開けるときや動かす時にポキという音がします」（"パキ"，"パキン"，"カクカク"などとも表現されます）ということが多いと思います．患者さんには，

「その音は，お口を開けた時，閉じた時のどちらで生じますか？　あるいは開け閉めの両方で生じますか？」
と聞いて，開口時，閉口時，開閉口時のどの状態で音が生じるかを確認します．

そうして，患者さんが自身の主観的な情報としてクリック音を訴えた場合，「顎関節円板障害（Ⅲ型）のa．復位性」を疑うことができます（**図4**）．

クレピタス音（捻髪音）を訴える場合

クレピタス音を認める場合，患者さんは，「口を開ける時や動かす時にジャリジャリという音がします」（あるいは"ミシミシ"などと表現することもあります）ということが多いと思います．これを確認したうえで，クリック音と同様に患者さんに，
「その音は，お口を開けた時，閉じた時のどちらで生じますか？　あるいは開け閉めの両方で生じますか？」
と聞いて，開口時，閉口時，開閉口時のどの状態で音が生じるかを確認します．

そうして，患者さんが自身の主観的な情報としてクレピタス音を訴えた場合，「変形性顎関節症（Ⅳ型）」を疑うことができます（**図5**）．

3章 患者さんの訴えの種類に合わせた問診・説明をしよう！

アゴの音はクリック音（弾撥音）とクレピタス音（捻髪音）の2つに大別される

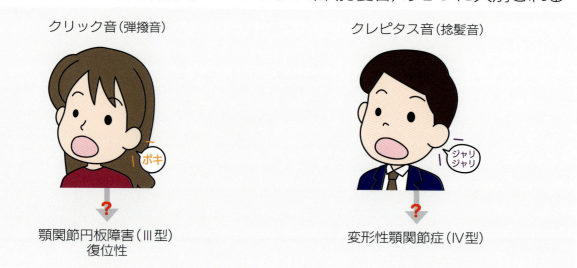

図3 「音がする」と訴える患者さんのその音は，クリック音とクレピタス音の2つに大別できることが多い．

「アゴから音がする」と訴え"顎関節円板障害（Ⅲ型）〔復位性〕"が疑われる患者さんへの質問・回答例

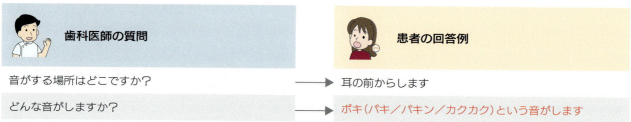

図4 "アゴから音がする"と訴え，"顎関節円板障害（Ⅲ型）〔復位性〕"が疑われる患者さんへの質問・回答例．ポキ（パキ／パキン／カクカク）などの弾撥音を患者さんが訴えると，これが疑われる．

「アゴから音がする」と訴え"変形性顎関節症"が疑われる患者さんへの質問・回答例

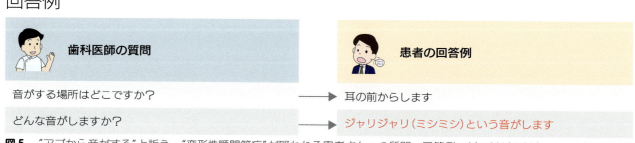

図5 "アゴから音がする"と訴え，"変形性顎関節症"が疑われる患者さんへの質問・回答例．ジャリジャリ（ミシミシ）などの捻髪音を患者さんが訴えると，これが疑われる．

2．患者さんに何をするのかを説明しよう！（検査・検査法）

検査内容　2-1）触診
　　　　　2-2）画像検査（パノラマエックス線，CT，MRI）

「音がする」と訴える患者さんに，次に行うべきは触診と画像検査の2つになります．

触診は，問診で患者さんが訴えたアゴの音を，術者が患者さんのアゴを触知して聞き，確かめる検査です．画像検査は，問診および触診で疑われる病態に応じて，各種の検査を使い分け，病態を確かめる検査となります．

2-1）触診

触診はまず，患者さんの外耳道前方約1cmの位置に，術者の人さし指か中指を置き，下顎頭の外側極を触知します（図6）．そして患者さんに，「お口を開け閉めしてみてください」（図7）といって，開閉口運動時に感じる顎関節雑音を確認します．

その後，同様に下顎頭の外側極を触知しつつ，「アゴを左右に動かしてみてください」（図8）「アゴを前に突き出してみてください」（図9）といって，側方運動時や前方運動時の顎関節雑音も確認します．これらの開閉口運動，側方運動，前方運動は3回連続して行うように指示をして確認します．また可能であれば，顎関節雑音は聴診器を顎関節部にあて聴取します．

そのうえで，以下，①，②のいずれかであれば，顎関節円板障害（復位性）が疑われ，③を満たすことで臨床診断が下されます．

①3回の連続した開閉口運動時のうち，少なくとも1回，触診により開口時および閉口時のクリック音を触知する場合．

②3回の連続した開閉口運動時のうち，少なくとも1回，触診により開口時または閉口時のクリック音を触知し，かつ3回の連続した左側側方，右側側方，または前方運動時のうち少なくとも1回，触診によりクリック音を触知した場合．

③下顎最前方位からの開閉口運動（図9）で，開口時または閉口時（両方も有効）にクリック音が消失した場合．

一方で，①'，②'のいずれかであれば，「変形性顎関節症」が疑われます．

①' 3回の連続した開閉口運動時のうち，少なくとも1回，触診により開口時および閉口時のクレピタス音を触知する場合．

②' 3回の連続した開閉口運動時のうち，少なくとも1回，触診により開口時または閉口時のクレピタス音を触知し，かつ3回の連続した左側側方，右側側方，または前方運動時のうち少なくとも1回，触診によりクレピタス音を触知した場合．

また，顎関節雑音の症状と同時に顎関節痛または咀嚼筋痛を併発している可能性も考慮して，顎関節症の検査に従い，咀嚼筋，顎関節部の触診（3章その1〔33ページ〜〕参照）も行います．

触診の手順

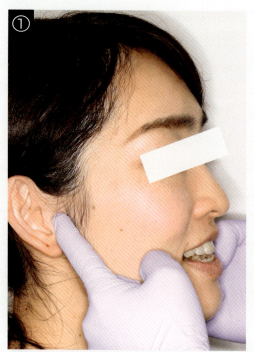

図6 下顎頭の外側極を触知.

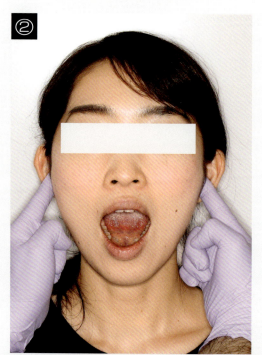

図7 開口運動時における下顎頭の外側極を触知.

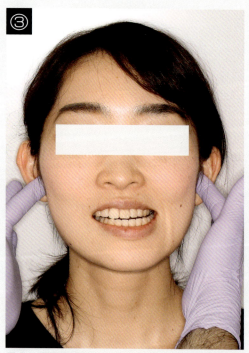

図8 側方運動時における下顎頭の外側極を触知.

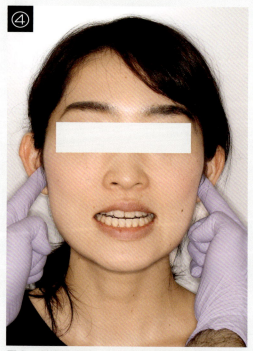

図9 前方運動時における下顎頭の外側極を触知.

2-2）画像検査

パノラマエックス線（図10, 11）

「アゴから音がする」と訴える患者さんにおけるパノラマエックス線撮影は，問診や触診の結果，変形性顎関節症が疑われる場合の診断を目的に行い，また顎関節症に類似した臨床症状を呈する他の疾患との鑑別のためにも行います．

可能であれば，パノラマ顎関節撮影（4分画）も行うことが推奨されます．

パノラマエックス線写真とパノラマ顎関節撮影（4分画法）

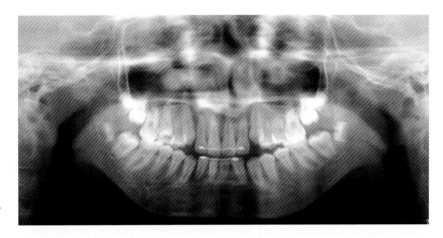

図10 下顎頭の吸収を左側に認め，変形性顎関節症が疑われる症例．

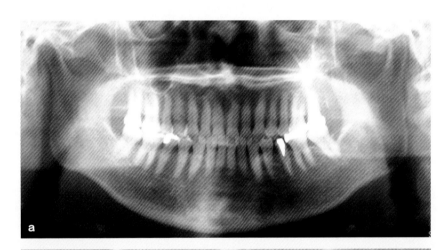

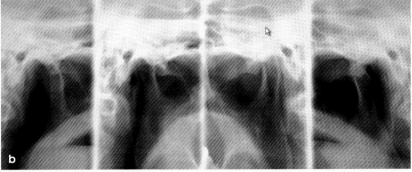

図11a, b 変形性顎関節症が疑われる患者さんのパノラマエックス線写真およびパノラマ顎関節撮影法による写真．後者において，左側の下顎頭の形態異常が顕著に確認できる．

CT（図12）

　CTも問診や触診の結果，変形性顎関節症が疑われる場合の確定診断を目的に撮影します．顎関節CTを利用できない場合には，パノラマエックス線写真または顎関節CBCTによる画像検査も代替となります．CTを利用できない場合は，触診によって診断を行います．

MRI（図13）

　MRIは，問診や触診の結果，顎関節円板障害（復位性）が疑われる場合の確定診断を目的に撮影します．MRIを利用できない場合は，触診によって診断を行います．

CT

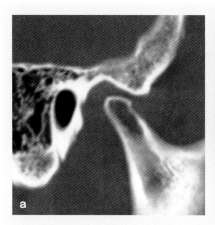
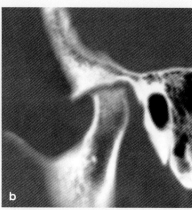

図12a, b CT像．右側顎関節（**a**）に変形性顎関節症を疑う明らかな病的所見なし．左側顎関節（**b**）に形態異常を認める．また，その下顎頭頂部には皮質骨の断裂像を認め，関節結節部の皮質骨も不明瞭な状態である．

MRI

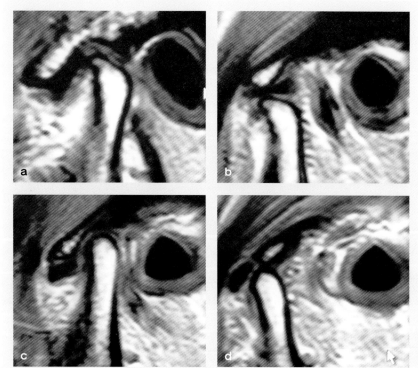

図13a, b 顎関節円板障害（復位性）が疑われる閉口時（**a**）および開口時（**b**）のMRI像（T1強調像）．
図13c, d 「顎関節円板障害 b．非復位性」が疑われる閉口時（**a**）および開口時（**b**）のMRI像（T1強調像）．

3. この症状でこの病態が起こった理由を説明しよう（診断・確定）

診断　　3-1）クリック音
　　　　3-2）クレピタス音

　次に，「音がする」と訴える患者さんの症状に対して，病態の診断と，そのような病態がなぜ起こったのかを説明します．その診断は非常に明確で，顎関節からの雑音が"クリック音"であれば顎関節円板障害（復位性）を，"クレピタス音"であれば変形性顎関節症と診断します．

3-1）クリック音→顎関節円板障害（復位性）

なぜ，クリック音が生じるのか？

　問診で患者さんが"クリック音"を訴え，かつ前述した触診を踏まえて，クリック音が触知されたら，顎関節円板障害（復位性）と診断します（図14）．

　クリック音は，閉口時（咬頭嵌合位）において関節円板が前方に転位しており，開口にともなって復位しようとするときに生じる音です．確定診断としてMRIの使用が推奨されるのは，MRIだけが関節円板の前方転位を画像で確認できるからです．

　MRI検査では，咬頭嵌合位における関節円板の前方転位に加え，最大開口時において関節円板中央狭窄部が下顎頭と関節隆起の間に位置する所見が認められた場合に診断を確定することができます．

顎関節円板障害（復位性）

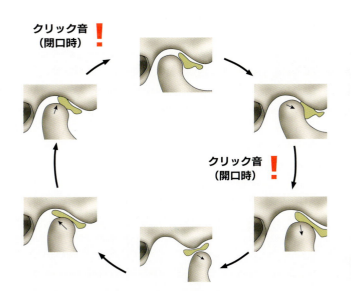

図14　顎関節円板障害（復位性）の模式図（『顎関節症治療の指針 2018』より引用・改変）．

患者さんへの説明

　顎関節円板障害（復位性）を患者さんに説明する場合，関節円板に関する解剖学的な説明から開始します．まず，下顎頭の上方に関節円板があることをイメージしてもらうため，鶏の手羽元と軟骨を例えとして，下顎頭と関節円板が位置していることを以下のように説明します．

「顎関節は骨だけで構成されているのではなく，骨と骨の間にクッションの役割を果たす座布団のような組織が存在します．その組織を関節円板といいます」（**図15**）

　次に，関節円板の前方転位からクリック音が発現するメカニズムを以下のように説明します．

「関節円板は，クッションとして下アゴの骨の付け根の部分と協調した動きをしていますが，何らかの原因で位置がずれることにより，下顎頭より前方に位置してしまうことがあります．そして前方に関節円板が位置した状態で口を開けると，下アゴの骨は関節円板の出っ張りを乗り越える動きとなり，そこでクリック音が発生します」

　以上のような説明で，なぜ音がするのかを患者さんに理解してもらいます．**図16**のような，簡易的な模型等を使用しながら説明をすると，患者さんの理解を深めやすくなります．

関節円板の役割

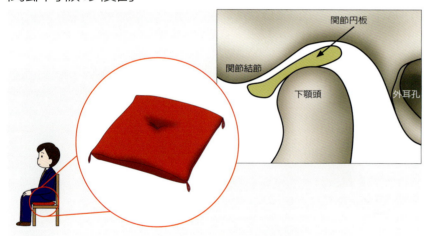

図15　顎関節には，骨と骨の間にクッションの役割を果たす座布団のような組織が存在し，関節円板という．

顎関節部の説明に役立つ簡易的模型

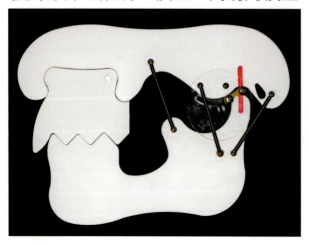

図16　簡易的な模型等を使用して説明することで理解を深めることを促進させる．

3-2) クレピタス音→変形性顎関節症

なぜ，クレピタス音が生じるのか？

問診で患者さんが"クレピタス音"を訴え，かつ前述した触診を踏まえて，クレピタス音が触知されたら変形性顎関節症と診断します．

変形性顎関節症は，顎関節の軟骨の破壊や軟骨下骨の硬化，リモデリングあるいは骨の吸収や辺縁性骨棘形成など，退行性病変（知っておきたい用語解説⑪参照）によって顎関節が変形してしまう病態を呈します．とくに進行性の骨の吸収では，下顎の位置に変化が生じ，それにともなう咬み合わせの異常も発生するので，注意が必要です．

「ジャリジャリ」という音に代表される変形性顎関節症のクレピタス音は，退行性病変の進行にともなう滑液の組成変化による潤滑能の低下，関節表面の不均一な変性による関節面における摩擦の増大，関節軟部組織の不均一な変性，骨変形などで生じるとされていますが，発生のメカニズムは解明されていません．変形性顎関節症の確定診断は，パノラマエックス線のみによる画像検査では不十分で，顎関節CTまたはMRIによる検査も併せて行うことが推奨されます．しかし，これらが利用できない場合には，前項で述べた触診に加え，パノラマエックス線と顎関節CBCTなど，持ちうるかぎりの機器で診断を行います．

患者さんへの説明

変形性顎関節症を患者さんに説明する場合，骨に変形が生じていることの説明が主となります．まず，以下のように説明します．

「検査の結果，顎関節の形に異常が認められる変形性顎関節症だと診断しました．"ジャリジャリ"という音はアゴの骨の付け根の部分が少し溶けたり，増えたりして，関節の軟骨や骨の表面がざらざらになってしまうために生じているものです．軟骨が破れて穴が開いたなどというたいへんな症状ではないので安心してください．変形性顎関節症が生じる原因はさまざまですが，もっともポピュラーなのは加齢で，今回の原因も加齢だと推定されます」

また，変形した骨を修復するような治療は行わないことが多いことを説明したり，ネガティブな単語に対する患者さんの不安を和らげましょう．

「今回認められた症状が現在も進行しているかは，今回の検査のみでは判断できません．そこで，まずは症状の改善を図る治療を行いながら，必要に応じて再度，画像検査を行い，顎関節の形に関して経過を追っていきます．なお，治療はセルフケアが主体の保存療法となり，変形した骨を修復するような外科的な治療は第一選択とはならないことがほとんどですのでご安心ください」

なお，検査時に顎関節CTあるいはMRIが利用できなかった場合は，その診断を確かなものにするためにも以下の説明を行い，専門機関の受診をお勧めし，確定診断を促しましょう．

「変形性顎関節症の確定的な診断には，顎関節CTやMRIによる画像検査を行う必要がありますが，当院ではその用意がなく，本当に変形性顎関節症なのか曖昧な状態です．診断をより明確にして，不安を軽減するためにも，それらの画像検査が可能な専門機関を一度受診されてはいかがでしょうか？」

知っておきたい用語解説⑪
退行性病変

顎口腔領域の病変は，①先天異常，②退行性病変，③進行性病変，④循環障害，⑤炎症・免疫異常，⑥腫瘍の6つに分類されます．退行性変化とは，変性，委縮，壊死性変化などを含む細胞の構造や機能が障害によって物質代謝障害をきたした状態に変化することをいいます．そして，この退行性変化によって引き起こされる病変を退行性病変といいます．

4. 治療法とその進め方を説明しよう（治療・確認）

治療内容とマネージメント
4-1）患者教育と行動改善による経過観察
4-2）顎関節可動化訓練
4-3）病態の進行に対する注意

　「音がする」と訴える患者さんの治療は，顎関節円板障害（復位性）および変形性顎関節症ともに同じで，上記4-1），2）となります．ただし，後述するように，何かおかしな変化が生じたらすぐに来院するように指示しておくことが重要です．

4-1）患者教育と行動改善による経過観察

　問診，検査の結果，顎関節痛や咀嚼筋痛あるいは開閉口障害を認めず，軽度の顎関節雑音のみを認める場合，積極的な治療は行なわず，その第一選択は経過観察とすることが推奨されます．そこでまず，患者さんには以下のように説明しましょう．
「問診，検査の結果，お口の開け閉めの問題やアゴの痛みはなく，音も軽度のようです．そのため治療は行わず，まずは経過観察としたいと思います」
　しかし，患者さんのなかにはアゴから音がすることに強い不安をもって来院している人もいます．その場合，「経過観察とします」という説明では納得しなかったり，さらなる不安を感じてしまうので，経過観察に対する理解を加えて求めましょう．
「経過観察とすることを不安に思われるかもしれません．しかし，過去の調査によって，アゴの音に対して経過観察としたことで機能障害や痛みの悪化は認められなかったという報告があり，経過観察が第一選択として適切と考えられます．経過観察とした症例のなかには，アゴからの音が消失したケースや，数日で音が消失した症例もあります．しかしながら，基本的には，数年単位で経過を追う必要があります」
　このように，前項で解説したように顎関節雑音が生じるメカニズムをきちんと理解してもらったり，経過観察とする学術的な根拠を示すなど，患者さんに丁寧に説明しましょう．また，患者さんは顎関節雑音がすることを嫌がり，音がする手前までしか口を開けないように自己制限している場合もあります．ただし，大きく開口することで症状が悪化することも稀にあるため，定期的に通院してもらうことで，その経過を注意深く診ていきます（**図17**）．
「経過観察中は，アゴの音がしても気にせずに口を大きく開けてください．まれに症状が悪化することも考えられますので，しばらくは1週間くらいの間隔で通院してください」

患者さんに丁寧に説明する

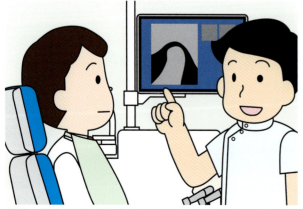

図17　顎関節雑音が生じるメカニズムを理解してもらったり，経過観察とする学術的な根拠を示すなど，患者さんに丁寧に説明する．

4-2) 顎関節可動化訓練

　開閉口時の顎関節雑音がたいへん大きく，食事や会話時に他人に聞こえてしまうような場合，ときどき関節円板が引っかかって開口障害が発生するような場合，あるいは前項で述べたように患者さんが音がする手前までしか口を開けないように自己制限している場合には，経過観察だけではなく，顎関節可動化訓練（**図18**，開口訓練とも呼ばれます）といわれる積極的なアプローチも必要になります．

　顎関節可動化訓練は，本来は「口が開かない」すなわち顎関節円板障害（非復位性）の治療として推奨されるもので，顎関節雑音を消失させることを目的とした治療方法ではありませんが，顎関節雑音の減弱にも効果があります．ただし，苦痛をともなうこともある治療ですので，患者さんに寄り添う傾聴と共感の態度を忘れないようにしましょう．

　なお，顎関節可動化訓練の実際は，4章（112ページ）で詳しく解説されています．

4-3) 病態の進行に対する注意

　患者教育と行動改善による経過観察，あるいは顎関節可動化訓練を主体とした治療では，初診時に検査，診断から治療開始に至った場合，最初は1週間後くらいに経過観察を行うことが良いでしょう．

　その後は，患者さんの緩解状態や不安状態にともなう診察希望にもよりますが，2週間〜1か月間隔での経過観察を3〜6か月継続します．

　その後は，

「食事は通常どおりできますか？　睡眠は十分とれますか？」

などと聞いて，症状が悪化しておらず，患者さんの生活の質に影響がないようであれば，その後は3か月，6か月と来院の間隔を延ばしていくとよいでしょう（**図19**）．

　ただし，顎関節円板障害（復位性）では，円板の位置異常が進行することで，顎関節円板障害（非復位性）になり，開口障害が発生したり，顎関節円板の後方や側方などへの転位によって下顎位が変化し，不良な咬合状態を発生したりすることがあります．また変形顎関節症においても，下顎頭の吸収が進行することで下顎位が変化し，不良な咬合状態を生じることがあります．

　これらの悪い変化に患者さんが気づいて，1〜2週間様子をみても緩解する様子がみられない場合には，すぐに来院していただき，必要に応じて専門医のいる医療機関に紹介して対応する必要があります．したがって，顎関節雑音だけが主訴の患者さんといえども，長期間の慎重な経過観察や適切な対応が必要といえます．

顎関節可動化訓練

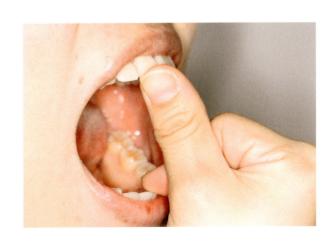

図18　顎関節可動化訓練の例．詳細は，4章（112ページ）で詳しく解説．

顎関節円板障害(復位性)または変形性顎関節症における初診および最新の概要と経過観察の目安

初診
問診,各種画像検査(パノラマエックス線,パノラマ顎関節撮影(4分画法),顎関節CT,MRI,顎関節CBCTなど)
＊パノラマエックス線以外の画像検査は再診時に行っても問題はない
＊顎関節CT,MRIが利用できない場合は,専門機関への受診も検討
↓
顎関節円板障害(復位性)または変形性顎関節症と診断
↓
症状の説明,治療方針(経過観察)の説明,必要に応じて顎関節可動化訓練を指導

約1週間の間隔で経過観察

再診
問診
開口量の確認,下顎位を確認

→ 必要に応じて専門医へ紹介

2週間～1か月の間隔で経過観察を3～6か月継続する

再診
問診
開口量の確認,下顎位を確認
＊初回の顎関節CTまたはMRI撮影から3か月以上経過していれば,顎関節に進行性の変化がないことを確認するために再度撮影することも有用

→ 必要に応じて専門医へ紹介

3～6か月と来院間隔を延ばす

再診
問診
開口量の確認,下顎位を確認
＊初回の顎関節CTまたはMRI撮影から3か月以上経過していれば,顎関節に進行性の変化がないことを確認するために再度撮影することも有用

→ 必要に応じて専門医へ紹介

図19 初診および再診の概要と経過観察の目安.患者さんが経過観察中に悪い変化に気づき,1～2週間様子をみても緩解する様子がみられない場合には,すぐに来院してもらい,必要に応じて専門医のいる医療機関に紹介して対応する必要がある.また,必要に応じて開口量,下顎位の確認とともに,咀嚼筋や顎関節部の触診を行う.

参考文献
1. 矢谷博文.新たに改訂された日本顎関節学会による顎関節症の病態分類(2013年)と診断基準.日本顎関節学会雑誌2015;27(2)76-86.
2. Randolph CS, Greene CS, Moretti R, Forbes D, Perry HT. Conservative management of temporomandibular disorders: a posttreatment comparison between patients from a university clinic and from private practice. Am J Orthod Dentofacial Orthop 1990;98(1):77-82.
3. 一般社団法人日本顎関節学会.顎関節症治療の指針 2018.東京:一般社団法人日本顎関節学会,2018.

4章

セルフケアの仕方を患者さんに説明しよう！

執筆：飯田　崇／小見山　道
日本大学松戸歯学部顎口腔機能治療学分野

　顎関節症に対する治療の第一選択は，患者さん自らで行っていただくセルフケアです．そのため，術者はもちろん，患者さんにもセルフケアの必要性や有効性を十分に理解してもらい，かつ，これを正しく行っていただけるように指導する必要があります．

　顎関節症に対する治療としてのセルフケアには，大きく分けて行動改善療法と理学療法の2つに分けられます．本章では，それぞれについて詳しく解説していきます．

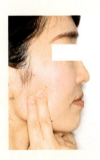 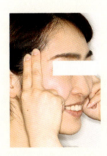 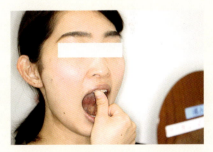

4章 セルフケアの仕方を患者さんに説明しよう!

1. セルフケアの目的

1) セルフケアの目的

セルフケアは，顎関節症に対する保存的，可逆的治療として選択され，その目的は，①患者さん自身で，顎関節症の増悪因子や持続因子を管理して，症状の軽減や消失を目指す，②生体に対して物理的または運動刺激を加えることにより，咀嚼筋や顎関節の痛みの緩和，機能障害の改善を図る，の2つになります．そのため，咀嚼筋痛（3章その1「アゴが痛い」参照）や顎関節痛に起因した開口障害（3章その2「口が開かない」参照），顎関節雑音（3章その3「アゴから音がする」参照），さらに顎関節円板障害〔非復位性〕（クローズドロック，3章その2「口が開かない」参照）に対して患者さんに推奨する治療は，セルフケアが第一選択となります．

セルフケアの重要性

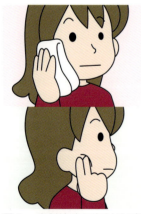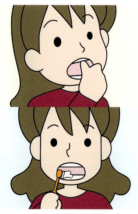

図1 歯科治療におけるブラッシングと同様に，顎関節症の治療においてセルフケアは欠かせないものになる．

2) セルフケアは治療

セルフケアは顎関節症の症状に対する診断およびその症状に関する説明が終了したのち，治療方法として説明し開始します．

しかしながら多くの場合，患者さんは歯科医師による治療，たとえば薬を処方する薬物療法や咬み合わせを治す咬合治療などの不可逆的な治療を期待して歯科医院を訪れています．そのため，患者さんはセルフケアを治療として捉えづらく，歯科医師による治療が行われないことに不満を覚える患者さんも少なからず存在します．そうでなくても，顎関節症の治療としてのセルフケアは，患者さんのモチベーションに依存する部分が大きいものです．

歯周治療の場合，その成否は歯科医院における治療とともに患者さん自身によるブラッシングに左右されることが周知の事実ですが，顎関節症の治療におけるセルフケアはこれとまさに同様です．以上を踏まえて，患者さんにはまず，

「歯周病を治すのに患者さんご自身による歯磨きが非常に重要なのと同じように，顎関節症の治療には患者さんご自身でのセルフケアが欠かせないものになります」

と説明し，そのうえで歯科医師はなぜセルフケアが必要なのかを患者さんが理解できるまで十分に説明し，アドヒアランス（知っておきたい用語解説⑫参照）を大きく向上させることが，たいへん重要です（**図1**）．

知っておきたい用語解説⑫
アドヒアランス

"アドヒアランス"（adherence）は，直訳すると「固守，執着，忠実」という意味の名詞ですが，医療用語としては「患者が治療方針の決定に賛同し積極的に治療を受ける」概念を意味します．

歯科医師から患者さんへの一方的な指導では，患者さんは治療への参加が消極的となることがあります．そこで患者さんには自身の症状を十分に理解してもらい，治療に能動的にかかわってもらうようにアドヒアランスを向上させることで，治療効果をより高めることが期待できるのです．

2. 行動改善療法

☞巻末のイラストカードで患者さんに説明しよう！

顎関節症の発症因子の1つに生活習慣が挙げられます．この生活習慣が単独で顎関節症を発症させる可能性も考えられますが，発症因子の1つとして関与している可能性も否定できません．そこで，
「顎関節症は患者さんの何らかの生活習慣がその原因となっている場合があります．そしてその原因を見つけてこれを一時的に止める，あるいは減少させることが，症状改善の一助となります」
と説明します．以下，行動改善療法の具体的事項を挙げるとともに，その指導法を解説していきます．

1）硬固物摂取制限

顎関節症の発症因子の1つに，患者さんが咀嚼しても噛み切ることが困難な線維性の硬い食べ物を過剰に食べ，顎関節部に大きな負担をかけるような生活習慣の関与が考えられます．そのため，この制限指導は，顎関節症の症状を有するすべての患者さんに推奨できるものです．患者さんにはまず，
「硬くて噛み切ることが難しい食べ物，たとえばフランスパンやスルメ，ビーフジャーキーなどが好きで，よく食べるような習慣はありませんか？」
などと聞いて，その既往がある場合は，

「そのような硬い食べ物の摂取が，顎関節症の発症因子の1つに挙げられますので，症状が改善するまで，一時的でいいので摂取を控えてください」
と説明します（図2）．再診以降においてアゴの痛みが消失したら，硬固物摂取制限は止めてよいことを患者さんに忘れず伝えることも重要です．とくに咀嚼筋痛や顎関節痛でアゴに痛みのある患者さんの場合，再発を恐れ，硬固物をずっと食べない患者さんもいるため注意が必要です．

さらに，患者さんのなかには，よく噛んで食べていなかったことを顎関節症の発症理由と考えて，発症後に硬固物を摂取し，症状をさらに悪化させてから歯科医院に来院することもあります．その場合も硬固物摂取の制限を指導することが必要になります．

このように，セルフケアの1つとして硬固物摂取制限を指導することにより，生活習慣から症状の改善を阻害する因子を1つ消去することが可能となります．

なお，顎関節部に大きな負担をかける咀嚼運動と，後述するアゴの関節可動化訓練（ストレッチ）とは，同じアゴを動かす運動であっても，運動の意図がまったく異なるものですので，その点も患者さんには誤解のないように伝える必要があります．

硬い食べ物の摂取

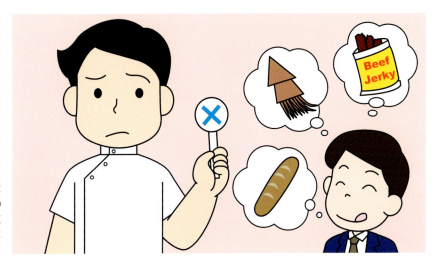

図2 咀嚼しても噛み切ることが困難な線維性の硬い食べ物の摂取は顎関節症の発症因子の1つに挙げられる．症状が改善するまで一時的に摂取を控えるように指導する．

4章　セルフケアの仕方を患者さんに説明しよう！

2）長時間咀嚼の制限

　長時間咀嚼の制限も，顎関節症の症状を有するすべての患者さんに対する指導として推奨されます．顎関節症を発症した患者さんのなかには，持続的に咀嚼運動を行うガムを仕事中などに習慣的に長時間嗜好していることがあります（図3）．このような長時間の咀嚼は，咀嚼筋筋活動を必要以上に生じさせてしまい，とくに咀嚼筋痛の患者さんにおいてその改善に時間がかかってしまいます．このことは，腕に筋肉痛がある状態で低強度の握りしめの動きを繰り返し行うと，安静にしている場合と比較してその改善に時間を要することと同様です．

　顎関節痛を有している場合も，炎症による肘関節痛を発症した場合と同様に，障害が発生した部位に負担をかける運動は避けて，安静にすることが必要になります．以上を踏まえて，患者さんには，
「ガムなど，長時間何かを噛んでいるような習慣は，アゴの筋肉の活動を必要以上に活発にさせてしまい，症状の改善が遅くなる可能性があるので，一時的でいいので摂取を控えてください」
と説明しましょう．ガムの習慣的な嗜好は，ストレス発散を目的にしている場合があるので，再診時以降においては症状の改善を確認しながら制限を解除することも必要になります．

　また，長時間咀嚼も硬固物の摂取と同様に，後述するアゴの関節可動化訓練（ストレッチ）とは，同じアゴを動かす運動であっても，運動の意図がまったく異なるものですので，患者さんにはこのことを誤解のないように伝える必要があります．

3）覚醒時ブラキシズムの予防

　日中に無意識にクレンチング（噛みしめ）行為を行うことを覚醒時ブラキシズム（知っておきたい用語解説⑬参照）といいます．研究によると，クレンチング行為はパソコン前での作業，家事，単純作業，趣味などにて集中しているときに，無意識かつ低強度で行っていることが指摘されています（図4）．いわゆる歯列接触癖（Tooth Contacting Habit：TCH）です．

　覚醒時ブラキシズムによるアゴの運動は，咀嚼のような機能的な下顎運動ではなく，非機能的な下顎運動に分類されます．そしてこの非機能的な下顎運動が日常生活で行われることで，咀嚼筋や顎関節への負荷が必要以上に発生し，咀嚼筋痛や顎関節痛を

長時間咀嚼の例

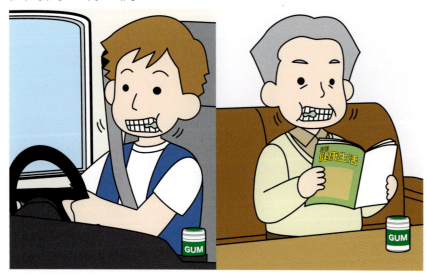

図3　ガムなど長時間何かを噛んでいるような習慣は，必要以上に顎の筋肉の活動を活発にさせる．

引き起こす因子の1つになると考えられています．
　起床時に咀嚼筋痛や顎関節痛をもっともひどく感じる場合は，睡眠時ブラキシズムが因子として関与していることが疑われますが，睡眠時ブラキシズムをセルフケアにて減少させることは不可能です．
　一方で，覚醒時ブラキシズムは日中に行われることから，注意を払うことで頻度を軽減させることが可能であり，その予防の第一歩は，覚醒時ブラキシズムの認知です．そこで，患者さんには，
「無意識に歯を噛みしめてしまうことも顎関節症の発症因子の1つに挙げられますので，日常生活のなかで，ときどき噛みしめていないかを意識してみてください．仕事や家事など，何かに集中しているときなどが要注意です」
といって，クレンチングを自覚した場合，
「今後は，できるかぎり噛みしめをしないように，気を付けてください．口の中で上下の歯を離して，全身の力を抜くことを意識してください」
などと説明し，リスクマネージメントを図ります．
　ただし，もともと無意識下で行われている覚醒時ブラキシズムですから，単に認知の指導による改善を求めるだけでは行為が変容しないことも多く，後述の咀嚼筋マッサージなどと組み合わせて行うことがより効果的といえます．

日常生活のなかで無意識に歯を噛みしめてしまう例

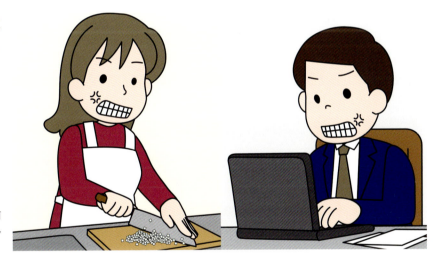

図4　仕事，家事，趣味の活動など，何かに集中しているときに無意識に噛みしめていないかを意識してみることが重要．

知っておきたい用語解説⑬
ブラキシズム

　ブラキシズムは，歯のクレンチング（噛みしめ）またはグラインディング（歯ぎしり）および（または）顎の前方への突出といった動きを特徴として繰り返し行う顎運動で，睡眠中に生じる睡眠時ブラキシズム（sleep bruxism）と覚醒中に生じる覚醒時ブラキシズム（awake bruxism）の2つに分類されます．健常者ではブラキシズムは疾患としてではなく習慣（行動）とみなされます．

したがって，習慣（行動）としてブラキシズムを行っているが，顎口腔領域の機能等に問題を認めない人にはその抑制を促す治療は必要ないとの考えが主流です．ただし，ブラキシズムで歯の咬耗や補綴装置の破損などの問題が発生する場合には，有害事象を予防するための口腔内装置（スタビライゼーション型スプリント）などの使用が必要となります．

4章　セルフケアの仕方を患者さんに説明しよう！

4）ストレスマネージメント

　ストレスも，顎関節症の発症因子の1つに挙げられます．ストレスによって前述の睡眠時ブラキシズムや覚醒時ブラキシズムが引き起こされ，最終的に咀嚼筋痛や顎関節痛が生じるという，間接的な形で関与する可能性が考えられます．

　ストレス症状の発現には，心理社会的因子(知っておきたい用語解説⑭参照)の関与が疑われますので，問診にて生活環境などを確認します．なかには精神疾患に罹患している可能性もあり，また心理社会的因子は多岐にわたるため，歯科医師で対応が難しい場合もあります．しかし，患者の年代ごとに代表されるストレス因子(表1)を問診で探り，話を聞くことで，その心理的ストレスを軽減させることができます．

　一方で，開口障害等の症状が発現したことにより，その開口障害という症状自体をストレスと感じたり，症状が改善しないことをストレスと感じる場合もあります．このようなストレスを軽減することは，予後の向上を図るうえで重要な因子となります．そこで，患者さんには症状を説明する際に，

「現在の症状や，症状が改善しないことのストレスが症状改善を妨げることがあります．顎関節症は，風邪のように数日では改善しない可能性が高いものですので，症状の変化に一喜一憂しないことが重要です」

などと説明することで，患者さんが訴える症状の改善の補助的役割を果たすことが期待できます．

表1　各年代で注意すべきストレス因子

年代	生活環境因子
小学生	スポーツ外傷(クラブ活動含む)，いじめ，家庭環境，受験
中学生・高校生	受験，クラブ活動(ブラスバンド，コンタクトスポーツ)
大学生	定期試験，クラブ活動，就職問題，学習環境
成年期(～40代)	仕事環境(モニターを見続けるなどの労働環境，人間関係のストレスなど)，家庭環境
成年期(50代)	仕事環境，家庭環境，スポーツ障害
成年期(60代)	燃え尽き症候群，過剰活動，家庭環境

一般社団法人日本顎関節学会編「顎関節症治療の指針2018」より引用

知っておきたい用語解説⑭
心理社会的因子

　心理社会的因子とは，肉体的，精神的ストレスになりうる社会的な背景因子のことで，患者さんを取り巻く生活環境，家庭環境，労働状態などがそれにあたります．
　肉体的ストレスは，労働作業時の姿勢などが代表的なものです．また精神的ストレスは生活環境，家庭環境が大きく関与します．精神的ストレスは，不安状態や気分が落ち込む抑うつ状態を発現させ，そのことが患者さんの症状を増強させる，あるいは発現させることがあります．したがって，これらも顎関節症の発症因子の1つと考えられています．

3. 理学療法

顎関節症のセルフケアで，理学療法はもっとも効果が高い方法です．筋肉が主症状の場合は「温めて，マッサージしてよく伸ばす」ことが主体となり，関節が主症状の場合は「正しい方向になるべくたくさん動かす」ことを目的に行われます．基本的にリハビリテーションなので，少々痛くてもがんばって続けていただくことが必要です．

したがって，患者さんとの良好なコミュニケーションが必要なことはいうまでもありません．

1）咀嚼筋の温罨法

目的☞咀嚼筋痛に起因する開口障害への対応

温罨法とは，患部を温め，組織の温度を上昇させて血管を拡張かつ血行を良くする治療法です．咀嚼筋の温罨法は，咬筋や側頭筋を温めることで筋緊張が緩和され，咀嚼筋の咀嚼筋痛が軽減されることを目的としており，開口障害改善のための治療方法として推奨されます．ただし，急性期の症状に対しては禁忌となります．

学術的には，咀嚼筋を対象とした温罨法はホットパックを用いて行うことが推奨されていますが，患者さんのセルフケアとして指導する場合，医療用のホットパックを自宅で用意することは不可能となりますので，代用品として温めたタオルの使用が推奨されます（図5）．その使用例を含め，患者さんへの説明としては，以下のようになります．

「温めたタオルを5～10分間，痛みをある部分にあててください．冷めてしまうと効果は期待できないので温め直し，これを繰り返して30分程度は継続して行ってください」

温めたタオル以外では，肩こりなどに使用する市販のホットパックや温熱シートでも代用可能です．ただし，温度が45℃以上になる場合，やけどを引き起こす可能性があるので，注意するように指導を徹底します．

温罨法

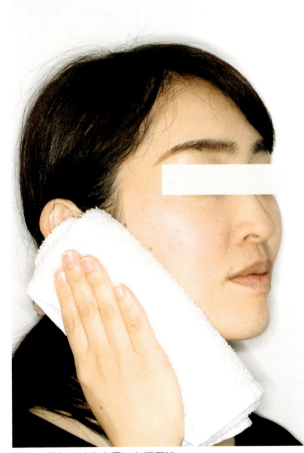

図5 蒸しタオルを用いた温罨法．

☞巻末のイラストカードで患者さんに説明しよう！

2）咀嚼筋のマッサージ

目的 ☞ 咀嚼筋痛への対応

咬筋および側頭筋の位置確認

マッサージの対象となる咀嚼筋は術者の触診によって圧痛を認めた咬筋か側頭筋，あるいはその両方です．まず，咬筋および側頭筋の解剖学的位置を患者さんに以下のように説明してマッサージの対象となる筋肉を確認してもらいます．
「咬筋に手をあて，少しくいしばってみてください．くいしばって膨らんだ部位が，咬筋のマッサージの対象部位です．次に，側頭筋部に手をあて，少しくいしばってみてください．くいしばって膨らんだ部位が，側頭筋のマッサージの対象部位です」（図6,7）．

マッサージにより，身体に機械的刺激を与え，局所の血流量の増加や組織の可動化，痛みの緩和を図ります．

索状硬結のマッサージ

咬筋か側頭筋の位置を確認した後，咬筋か側頭筋あるいはその両方の硬いしこり（索状硬結）をマッサージを行う部位として指導します（図8,9）．患者さんには，以下のように説明しましょう．
「咬筋および側頭筋に手を当て，コリコリとした硬いしこりを感じる部分が索状硬結といわれるもので，ここがマッサージの対象となる部位です．円を描くようにゆっくり，かつ痛みを感じる程度の強さでマッサージしてください」

咬筋および側頭筋の位置確認

☞巻末のイラストカードで患者さんに説明しよう！

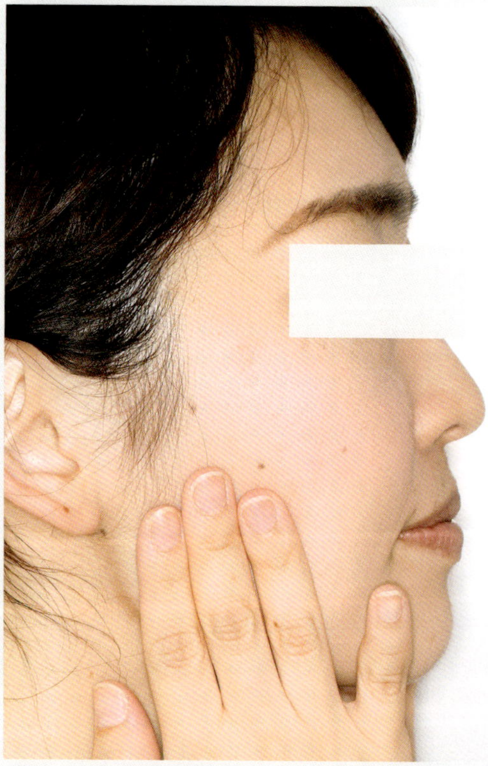

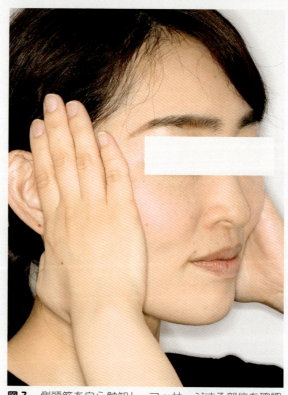

図6　咬筋を自ら触知し，マッサージする部位を確認．

図7　側頭筋を自ら触知し，マッサージする部位を確認．

4章　セルフケアの仕方を患者さんに説明しよう！

マッサージの時間と期間

マッサージの時間や期間，その他について，以下のように説明しましょう．

「マッサージは朝晩に1日2回，5〜10分程度行い，2〜3週間続けてください．その際，上下の歯は接触させず，下のアゴをリラックスさせることが重要です．これとさきほど説明した温めたタオルでの温罨法を併せて行うと，より効果的です．お風呂に入るのも温罨法の代わりになるので，湯船につかってマッサージすると一石二鳥です．また，可能であれば反対側のアゴも一緒にマッサージしてください」

期間を2〜3週間とするのは，数日で症状が急速に改善する場合もありますが頻度としては稀なためです．また反対側（健側）も同時にマッサージするよう勧めるのは，だんだんと痛みの左右差がなくなることを患者さん自身が実感できるためです．

咀嚼筋のマッサージは筋への直接的な刺激による効果もありますが，下顎を弛緩させて行うため，覚醒時ブラキシズムを有する患者さんには「普段何もしていないときは歯が接触せず，筋も緊張していない」ことを経験，認識させる効果もあります．

そのため1日2回のみならず，仕事の合間などにも頻繁に行ってもらうと，より効果的なことがあります．

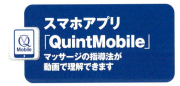

索状硬結のマッサージ

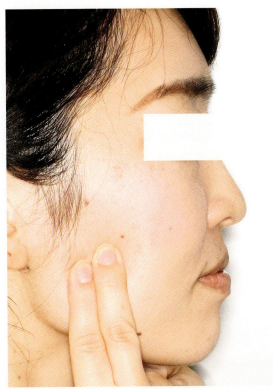

図8 咬筋に咀嚼筋痛を認める場合における索状硬結のマッサージ．

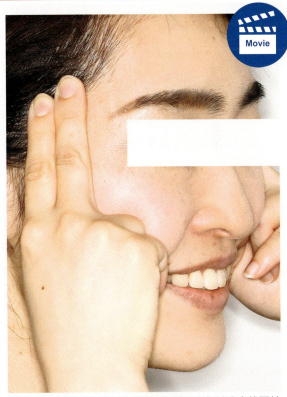

図9 側頭筋に咀嚼筋痛を認める場合における索状硬結のマッサージ．

4章　セルフケアの仕方を患者さんに説明しよう！

3）顎関節可動化訓練

> 目的☞咀嚼筋痛障害，顎関節痛障害，顎関節円板障害（復位性），顎関節円板障害（非復位性）への対応

顎関節可動化訓練の適応

咀嚼筋の咀嚼筋痛や顎関節痛が原因となる開口障害の症例のなかでも，以下の場合は顎関節可動化訓練（ストレッチ）をセルフケアとして指導することが推奨されます．
①疼痛が原因で開口障害が発生している場合．
②開口を控えることで下顎運動の可動域の低下が生じて無痛開口量が回復しない場合．
③顎関節雑音に対する恐怖によって開口を控えている場合．
④開口障害をともなう顎関節円板障害（非復位性）の場合．

そしてこれらの症状を抱えている患者さんには，現在の症状を事前に説明し，治療としてのストレッチの意義を理解していただくことがアドヒアランス向上のために重要となります．

徒手的ストレッチ

顎関節可動化訓練は，原則としてセルフケアとして行うことを指導します．開口障害を改善することが目的となることから，伸張性を改善する徒手的ストレッチを指導します（図10）．以下のように説明しましょう．
「親指を上アゴの前歯，人差し指を下アゴにかけて指をクロスさせ，鏡の前でまっすぐ前を見ながら捻るように力を加えてまっすぐお口を開けましょう．」

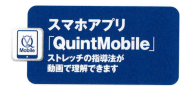

徒手的ストレッチ

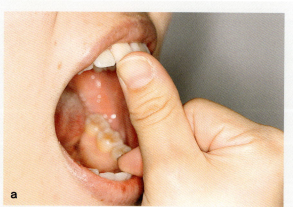
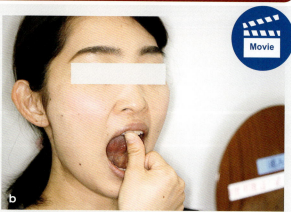

図10　伸張性を改善する徒手的ストレッチ．親指を上顎前歯に，人差し指を下顎にかけて指をクロスさせ，鏡を見ながら捻るように力を加えてまっすぐ開口するよう指導する．

いちばん大きくお口が開いたら（最大開口），その緊張状態から指に少し力をいれ10秒程度その状態を保ちます（強制開口）．

なお，咀嚼筋の異常緊張が併発している場合には，温罨法との併用で痛みの軽減が可能になるため，入浴中に体をゆっくり温めて行うと，より効果的に行えることも併せて説明しましょう．

ストレッチの時間と期間

ストレッチの時間や期間，その他について，以下のように説明しましょう．マッサージと同様，ストレッチも開始後数日で症状が改善することは稀なため，開口量が増加している自覚がなくても，継続して続ける必要があることをしっかり説明します．

「ストレッチは朝晩に5〜10セット行うことをしばらく続けてください．数日で改善しなくてもあきらめずに継続して行うことが重要です．ストレッチによって生じる痛みは体のストレッチによって生じる痛みと同様のものです．したがってストレッチは多少痛くても継続して行う必要がありますが，万一痛みが悪化した場合は，すぐに受診してください」

ご高齢で指の使い方が難しい場合は，口角を母指と人差し指でつまむようにして最大開口させるストレッチも有効です（**図11**）．また，いずれも開口時には頭を後ろに曲げるようにして，より開口しやすい状況にして，口を「O」（オー）を発音するような形にして開口させることで，より容易に可動性を向上させることができます（**図12**）．

なお，徒手的ストレッチと同様の医療用の開口訓練器もあり，これを所有している場合，その貸し出

徒手的ストレッチが難しい場合

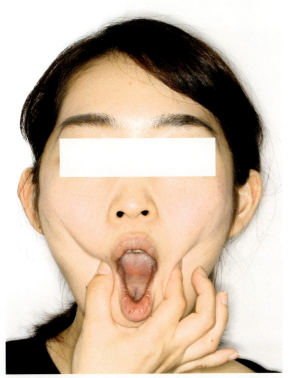

図11 口角を母指と人差し指でつまむようにして最大開口させるストレッチ．

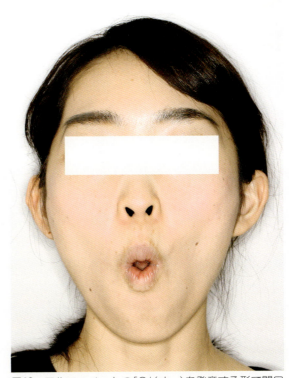

図12 アルファベットの「O」（オー）を発音する形で開口させるストレッチ．

しを前提とした器械的ストレッチを指導することもあります．

4）患者さんの診察は再診も含めて考える

　繰り返しになりますが，いずれのセルフケアも開始後数日といった短期間で症状が急速に改善することは稀です．そのため，患者さんには数日での改善は稀であることを必ず説明し，指導されたセルフケアを2～3週間は継続して行うように説明をすることが非常に重要です．また，セルフケアを指導して終診とはせず，患者さんには2～3週間後に再診の予約をとってもらい，そこで客観的な再評価を行います（**図13**）．

　症状が改善していない場合は，指導したセルフケアを正しく行えているかを確認し，必要に応じて再指導を行います．とくに咀嚼筋のマッサージでは，マッサージの強さや部位を間違って行った結果，再診時に症状の改善が認められない場合もあります．症状の改善が認められない場合は患者さんが行っていたマッサージの方法を確認し，必要に応じてマッサージ方法の再指導を行いましょう．

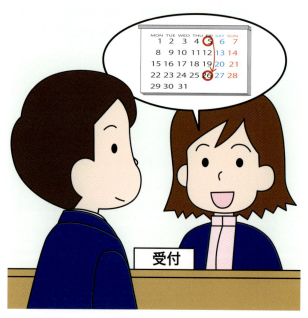

図13　セルフケアの指導で終診とせず，2～3週間後の再診で客観的な再評価を行う．

参考文献

1．Shimada A, Ishigaki S, Matsuka Y, Komiyama O, Torisu T, Oono Y, Sato H, Naganawa T, Mine A, Yamazaki Y, Okura K, Sakuma Y, Sasaki K. Effects of exercise therapy on painful temporomandibular disorders. J Oral Rehabil；2019 46（5）：475-481.
2．Lobbezoo F, Ahlberg J, Raphael KG, Wetselaar P, Glaros AG, Kato T, Santiago V, Winocur E, De Laat A, De Leeuw R, Koyano K, Lavigne GJ, Svensson P, Manfredini D. International consensus on the assessment of bruxism：Report of a work in progress. J Oral Rehabil 2018；45(11)：837-844.
3．一般社団法人日本顎関節学会．顎関節症治療の指針2018．東京：一般社団法人日本顎関節学会，2018.

今年はTMDの治療に関わる歯科医師必読の「DC/TMD論文」を掲載．最新EBDに基づく情報満載の別冊第四弾！

別冊 the Quintessence
TMD YEARBOOK 2014
アゴの痛みに対処する

世界標準の新しいTMD診断基準「DC/TMD」の全貌

編集委員長 古谷野 潔
編集委員 玉置勝司
馬場一美
矢谷博文
和嶋浩一

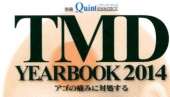
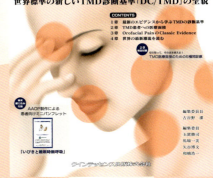

CONTENTS

1章 最新のエビデンスから学ぶTMDの診断基準：DC/TMD論文の翻訳と解説

本章は，2014年第1号の「Journal of Oral & Facial Pain and Headache」に掲載された「Diagnostic Criteria for Temporomandibular Disorders (DC/TMD) for Clinical and Research Applications」の完全翻訳を掲載．今後，世界標準のTMD診断基準になると思われる本論文は，TMD臨床に携わる研究者／臨床家にとって近年のビッグトピックで必読の内容！ なお，翻訳論文の前後には，訳者によるDC/TMDの概要や内容を補う解説も掲載．

2章 TMD患者への医療面接

TMDには生活習慣病的な側面，心身症的側面があり，その原因を見つけ診断・治療へとつなげていくには，医療面接が重要となる．
本章では，その医療面接を以下の3つのパートに分けて徹底解説！
Part 1　TMD患者への一般的な医療面接
Part 2　TMD（周辺群）患者への医療面接
Part 3　頭痛をともなうTMD患者への医療面接
さらに，それぞれのフェーズで使い分けられる問診票5種を付録．

切り取って，そのまま使える！
2章特別付録　TMD医療面接のための患者用5種問診票
TMD一般問診票 / 構造化問診票 / PHQ-9問診票 / GAD-7問診票 / 頭痛問診票

3章 Orofacial PainのClassic Evidence

TMD周辺のテーマを取り上げ，その学術的流れ（歴史的変遷）をマイルストーンとなった論文とともに紹介する本章．今回は，「Orofacial Pain」を取り上げた．

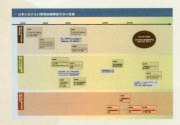

4章 世界の最新潮流を読む

米国口腔顎顔面痛学会の学会誌は今年から「Journal of Oral & Facial Pain and Headache」と名称を変え，新たなスタートを切った．本章は，同誌2013年〜14年の掲載論文から4論文を厳選して完全翻訳．訳者による平易な解説とともに，世界のTMD臨床の最新潮流が理解できる．

巻末綴じ込み付録
AAOP製作による患者向けミニパンフレット
「いびきと睡眠時無呼吸」

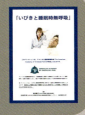

● サイズ：A4判変型　● 162ページ　● 定価　本体6,000円（税別）

QUINTESSENCE PUBLISHING 日本

クインテッセンス出版株式会社
〒113-0033　東京都文京区本郷3丁目2番6号　クイントハウスビル
TEL 03-5842-2272（営業）　FAX 03-5800-7592　https://www.quint-j.co.jp　e-mail:mb@quint-j.co.jp

世界の
インパクトファクターを決める
トムソン・ロイター社が
選出

TMD・咬合のための
重要12キーワード ベスト240論文

講演や雑誌でよく見る、あの分類および文献

監修：古谷野 潔／築山能大／
　　　桑鶴利香
著者：山﨑 陽／辻 希美／
　　　大木郷資／松本嘉子

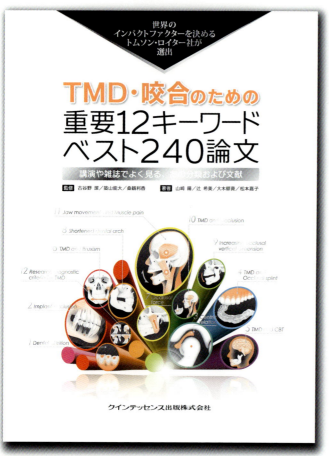

重要12キーワード

1.Dental attrition／2.Implant occlusion／3.Centric relation／4.TMD and Occlusal splint／5.TMD and CBT／6.TMD and Bruxism／7.Occlusal force／8.Shortened dental arch／9.Increasing occlusal vertical dimension／10.TMD and Occlusion／11.Jaw movement and Muscle pain／12.Research diagnostic criteria for TMD

「トムソン・ロイターシリーズ」の第5弾。
TMD・咬合に必須の30分類・文献も掲載！

世界のインパクトファクターを発案するあのトムソン・ロイター社が、膨大な学術文献データベースからTMD・咬合における12の重要分野ごとに被引用件数の多い上位20論文を選出。本書は、選出された240論文を掲載するとともに、各分野に関連した、世界的に多くの講演や論文に引用される、TMD・咬合に欠かすことのできない表や図を紹介。どこかの講演会で見た、あるいは以前に雑誌などで読んだことがあるがどうしても思い出せなかったものを再発見するのにも最適な書である。

トムソン・ロイターシリーズ（既刊本）

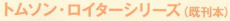

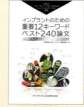

インプラントのための
重要12キーワード
ベスト240論文
世界のインパクトファクターを
決めるトムソン・ロイター社が
選出
一般社団法人
日本インプラント
臨床研究会＝編
定価 本体7,000円（税別）
モリタ商品コード
805602

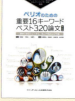

ペリオのための
重要16キーワード
ベスト320論文 臨床編
世界のインパクトファクターを
決めるトムソン・ロイター社が
選出
和泉雄一／伊藤公一／
佐藤秀一＝監修
岩野義弘／武田朋子／
松浦孝典／水谷幸嗣＝著
定価 本体9,000円（税別）
モリタ商品コード
805678

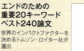

エンドのための
重要20キーワード
ベスト240論文

エンドのための
重要20キーワード
ベスト240論文
世界のインパクトファクターを
決めるトムソン・ロイター社が
選出
須田英明＝監修
金子友厚／伊藤崇史／
山本信一＝著
定価 本体8,000円（税別）
モリタ商品コード
805688

補綴・デジタル
デンティストリーのための
重要10キーワード
ベスト200論文

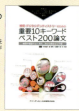

補綴・デジタルデンティストリーのための
重要10キーワード
ベスト200論文
世界のインパクトファクターを
決めるトムソン・ロイター社が
選出
木本克彦／星 憲幸／
丸尾勝一郎／
林 幸男＝著
定価 本体7,000円（税別）
モリタ商品コード
805699

● QUINTESSENCE PUBLISHING 日本　●サイズ：A4判変型　●168ページ　●定価　本体8,000円（税別）

クインテッセンス出版株式会社
〒113-0033　東京都文京区本郷3丁目2番6号　クイントハウスビル
TEL 03-5842-2272（営業）　FAX 03-5800-7592　https://www.quint-j.co.jp/　e-mail mb@quint-j.co.jp

あなたは都合のよい論文・アウトカムのみを選択していないか？

抜歯・小手術・顎関節症・粘膜疾患の迷信と真実

口腔外科＆口腔内科における"エビデンス"の活用法がよくわかる！

編著　湯浅秀道
　　　安藤彰啓

著　　宮下裕志
　　　長尾　徹
　　　大儀和彦

好評の既刊『歯周病学の迷信と真実』をベースに、口腔外科・口腔内科系の分野で刊行。とくに開業歯科医院で役立つ抜歯、小手術、顎関節症、粘膜疾患等に関する53編のテーマを掲載するとともに、その解説を通じてエビデンスを利用した臨床の実際を学ぶことができる。真のEBMがわかる必携書！

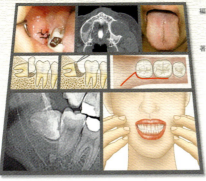

53編の解説・レビューで日常臨床を徹底サポート！

- 抜歯に関する迷信 **14**編　小手術に関する迷信 **11**編
- 顎関節症・咬み合わせに関する迷信 **3**編　粘膜疾患に関する迷信 **8**編
- 口腔顔面痛・診断に関する迷信 **7**編　全身疾患との関連に関する迷信 **10**編

QUINTESSENCE PUBLISHING 日本

●サイズ：A4判　●160ページ　●定価　本体7,000円（税別）

クインテッセンス出版株式会社
〒113-0033　東京都文京区本郷3丁目2番6号　クイントハウスビル
TEL 03-5842-2272（営業）　FAX 03-5800-7592　https://www.quint-j.co.jp　e-mail mb@quint-j.co.jp

クインテッセンス出版の書籍・雑誌は，歯学書専用通販サイト『歯学書.COM』にてご購入いただけます．

PCからのアクセスは…
歯学書 検索

携帯電話からのアクセスは…
QRコードからモバイルサイトへ

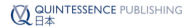

別冊 the Quintessence TMD YEARBOOK 2019/2020
顎関節症の三大症状，その検査・診断・治療をやさしく教えます

2019年10月10日　第1版第1刷発行

編 集 委 員　古谷野　潔 / 小見山　道 / 馬場一美 / 矢谷博文 / 和嶋浩一
　　　　　　　（こやの きよし）（こみやま おさむ）（ばば かずよし）（やたに ひろふみ）（わじま こういち）

発 行 人　北峯康充

発 行 所　クインテッセンス出版株式会社
　　　　　東京都文京区本郷3丁目2番6号　〒113-0033
　　　　　クイントハウスビル　電話(03)5842-2270(代表)
　　　　　　　　　　　　　　　　　(03)5842-2272(営業部)
　　　　　　　　　　　　　　　　　(03)5842-2275(編集部)
　　　　　web page address　https://www.quint-j.co.jp/

印刷・製本　サン美術印刷株式会社

©2019　クインテッセンス出版株式会社　　　　禁無断転載・複写
Printed in Japan　　　　　　　　　　　　　　落丁本・乱丁本はお取り替えします
ISBN978-4-7812-0704-9　C3047　　　　　　　定価は表紙に表示してあります

アゴの関節部の仕組みと動きはこうなっています

口の開け閉めにともなう下顎頭と関節円板の正常な動き

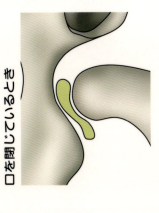
口を閉じているとき

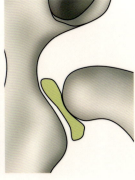
口を少し開けた時

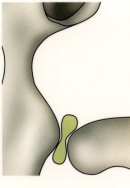
口を最大まで開けた時

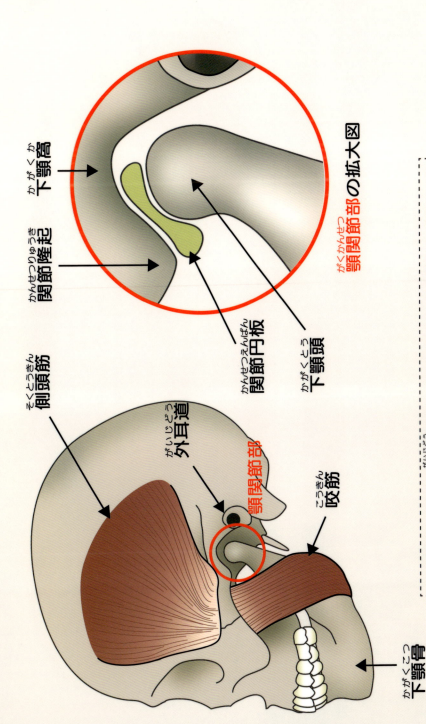

顎関節部の拡大図
- 下顎窩
- 関節隆起
- 関節円板
- 下顎頭

- 側頭筋
- 外耳道
- 顎関節部
- 咬筋
- 下顎骨

顎関節は、耳の穴（外耳道）のすぐ前にあります。この関節は、下アゴの骨（下顎骨）のいちばん後ろの上方につき出た、アゴの付け根の部分である下顎頭が、頭の骨（側頭骨）の下面のくぼんだ所（下顎窩）にはまり込んでできている関節です。下顎窩の前方には関節隆起というでっ張りがあり、顎関節の下顎頭と下顎窩との間には、関節円板があります。さらに、代表的な咀嚼筋として咬筋や側頭筋があります。